高等职业教育"十二五"实训系列规划教材

Gaodeng Zhiye Jiaoyu "Shi Er Wu" Shixun Xilie Guihua Jiaocai

出入境报检业务实训

主编　吴谢玲

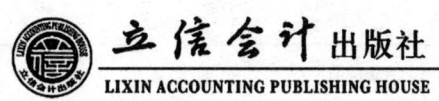

立信会计出版社

LIXIN ACCOUNTING PUBLISHING HOUSE

图书在版编目(CIP)数据

出入境报检业务实训 / 吴谢玲主编. —上海：
立信会计出版社,2014.4
高等职业教育"十二五"实训系列规划教材
ISBN 978 - 7 - 5429 - 4175 - 6

Ⅰ.①出…　Ⅱ.①吴…　Ⅲ.①国境检疫—中国—
高等职业教育—教材　Ⅳ.①R185.3

中国版本图书馆 CIP 数据核字(2014)第 062343 号

策划编辑　　戎其玉
责任编辑　　赵志梅
封面设计　　周崇文

出入境报检业务实训

出版发行	立信会计出版社				
地　　址	上海市中山西路 2230 号		邮政编码	200235	
电　　话	(021)64411389		传　　真	(021)64411325	
网　　址	www. lixinaph. com		电子邮箱	lxaph@sh163. net	
网上书店	www. shlx. net		电　　话	(021)64411071	
经　　销	各地新华书店				
印　　刷	上海肖华印务有限公司				
开　　本	787 毫米×1092 毫米	1/16			
印　　张	13				
字　　数	266 千字				
版　　次	2014 年 4 月第 1 版				
印　　次	2014 年 4 月第 1 次				
印　　数	1—3 100				
书　　号	ISBN 978 - 7 - 5429 - 4175 - 6/R				
定　　价	34.00 元				

如有印订差错,请与本社联系调换

经济与社会的发展对高等教育的要求越来越高。三十多年来，我国经济的发展使高等教育的毛入学率从5％提高到23％，而对于上海这样经济比较发达的地区，毛入学率更是达到60％。在这种情况下，高等教育逐渐清晰地分为：研究型大学、教学型大学和职业技术大学。在经济发达的美国，真正的研究型大学仅占5％，而职业技术大学则占到60％。

在科学技术日益发展的中国，职业技术教育的重要性日益显现。企业生产的电气化、自动化，生产流水线的普遍化、智能化，对研究、开发人员的科技创新能力要求不断提高，同时，对生产、管理人员的数量和科学素养的要求也越来越高。因此，高等职业技术院校的大发展成为必然。目前，在上海地区，高等职业院校已占高校数量的1/3，而在校生人数也已占到高校在校生总数的1/5。

但是，如何办好高等职业技术教育，仍需要我们不断探索和不断进取，切忌把高等职业技术教育简单地改良为普通本科教育的"压缩饼干"，简单地把现成的本科教材改编、删减就变成高职教材。教育的目标不同，模式、内容、方法和教材当然不同。高等职业技术教育应极大程度地关注相关职业所需要的基本知识、基本技能，极大程度地了解和剖析专业岗位的操作规范、操作过程。从某种意义上来说，对专业技能和岗位职能训练的要求应远高于对专业理论的要求。而我们目前缺乏的就是这种岗位要求的技能训练教材，是系统而又与生产相吻合的教材，是科学而又容易被操作者掌握的教材。

高等职业教育"十二五"实训系列规划教材就是为此目的而编写的。作者们既是高校具有长期教学经验的教师，又是企业富有管理和生产经验的专家。实训系列规划教材针对不同的行业、不同的岗位要求，搜集了大量信息、题材、案例，让学生身临其境地学习和训练。如果说，实训是高等职业技术院校学生不可缺少的学习环节，那么，这套实训系列规划教材就是高等职业技术院校学生实训前的必修教材。有了它，高职教育可以显现特色；用了它，高职教育可以事半功倍。

愿这套实训系列规划教材为高职教育的改革、发展和创新起到推动作用，愿我们的高职教育为经济和社会的发展作出更大贡献。

近年来，我国对外贸易持续快速发展，出入境报检作为商品进出口过程中的重要环节，通过对进出口商品进行检验、检疫、鉴定和监督管理，维护社会公共利益和进出口贸易有关各方的合法权益，促进对外经济贸易关系的顺利发展。因此，"出入境报检业务实训"成为高职院校国际商务、国际货运代理、国际物流等专业的重要实践课程。

本书依据"以学生就业为导向、以职业岗位能力为核心、以工作任务为主线、以专业能力为基础"的职业教育理念编写而成，按照实际工作情境设置实训项目，把报检业务操作中涉及的工作环节提炼为八个实训项目，项目下根据需要掌握的重点知识和技能设定相关工作任务，每个工作任务下再设置操作指南、实训操作案例及能力迁移训练三个模块。其中，实训操作指南讲述工作任务的操作原理和操作要点；实训操作案例通过工作情境的设定向学生展示如何完成该项报检任务；能力迁移训练部分则提供操作练习方便学生课后理解及强化训练。这三个模块将企业中的实际工作任务转化为学习性工作任务，强化培养报检操作技能，提高学生实务能力，奠定坚实的职业发展基础，使毕业生能更快适应企业及社会需要。

本书结构新颖、内容完整、业务翔实、案例丰富，具有较强的实用性，兼顾教学内容与报检员考证内容，可作为高等职业技术学院和中等职业学校报关与国际货运代理、国际物流和国际航运管理等专业的"报检实务"课程配套实训教材。

本书通过校企合作共同编写而成，由上海东海职业技术学院经管学院吴谢玲老师主编，上海市国际货运代理协会及其秘书长李林海先生协助收集资料、参与编写提纲的拟定及相关工作，上海东海职业技术学院经管学院院长严玉康、物流教研室主任牟爱春老师及张瑾、陈磊、陈鼎等老师也给予了很多建议和帮助。

限于编写人员的知识水平和教学经验，书中难免有不够完善或疏漏之处，敬请各位读者批评指正。

编　者

目录 CONTENTS

项目一

法检目录查询

- 了解商品归类原则
- 能独立完成商品 H.S. 编码查询归类
- 根据商品 H.S. 编码进行法检目录查询
- 根据检验检疫要求进行商品报检工作准备

案例导入

上海永盛贸易公司出口一款普通的咖啡壶到美国,内部为玻璃制的带刻度 1 000 CC 玻璃杯,外面包裹着 6 条不锈钢钢条(起固定作用),钢条上连着塑料把手,把水装进玻璃杯里烧开冲咖啡用或者连咖啡带水一起烧。公司报检员首先按照具体列明原则归类,找不到完全一致的编码,然后按照用途也无法找到具体列明的归类,最后按照成分归类,终于在玻璃制品里发现编码 70139900.00,对应商品名称为"其他玻璃制餐桌、厨房用玻璃器皿"不包括杯子(玻璃陶瓷制的除外),这个归类既符合成分归类法,又符合用途归类法,于是报检报关,但该批出口货物遭到海关退单,理由是:玻璃外面还有不锈钢条,而不锈钢条的价值高于玻璃,应该归入餐桌、厨房等家用不锈钢器具 73239300.00,还要做商检。

任务一 H.S. 编码查询

一、实训操作指南

对出入境货物进行报检的起点是确定商品及包装的报检范围及要求,因此报检员首先要对货物进行商品编码归类,即 H.S. 编码查询,再根据商品编码查询《出入境检验检疫机构实施检验检疫的进出境商品目录》(简称《法检目录》),从而确定报检前需要做哪些审批,报检时需要实施哪些检验检疫项目,提交和申请哪些单证。下面将对 H.S. 编码归类的原理进行介绍。

（一）实训操作原理

H. S. 编码查询应根据《商品名称及编码协调制度》的归类总规则来进行。归类总规则是为保证每一个商品，甚至是层出不穷的新商品都能始终归入同一个品目或子目，避免商品归类的争议而制定的商品归类应遵循的原则。归类总规则位于《商品名称及编码协调制度》的部首，共有六条构成，它们是指导并保证商品归类统一的法律依据。

应该注意的是，归类总规则的使用顺序为规则一优先于规则二，规则二优先于规则三，必须顺序使用。六条归类总规则如下。

1. 规则一

类、章及分章的标题，仅为查找方便而设。具有法律效力的归类，应按品目条文和有关类注或章注确定，如品目、类注或章注无其他规定，则按以下规则确定。

规则解释：

第一段"类、章及分章的标题，仅为查找方便而设"。

要将数以万计的商品归入编码表中的几千个子目之内并非易事，为便于查找编码，《商品名称及编码协调制度》将一类或一章商品加以概括并冠以标题。由于现实中的商品种类繁多，通常情况下一类或一章标题很难准确地对本类、章商品加以概括，所以类、章及分章的标题仅为查找方便而设，不具有法律效力。换句话说，类、章中的商品并不是全部都符合标题中的描述。例如：第 15 类的标题为"贱金属及其制品"，但许多贱金属制品并不归入该类，如铜纽扣归入第 96 章"杂项制品"；贱金属制的机械设备归入第 84 章"核反应堆、锅炉、机器、机械器具及其零件"；如第 22 章的标题为"饮料、酒及醋"，但是通常被我们认为是饮料的瓶装蒸馏饮用水却不归入该章，而应归入第 28 章"无机化学品"，类似的例子还有很多。

第二段"具有法律效力的归类，应按品目条文和有关类注或章注确定"。

这里有两层含义：第一，具有法律效力的商品归类，是按品目名称和有关类注或章注确定商品编码的；第二，许多商品可直接按目录规定进行归类。

这里介绍一下类注、章注（简称"注释"）的作用。注释的作用在于限定品目、类、章商品的准确范围，常用的方法有：

（1）以定义形式来界定类、章或品目的商品范围及对某些商品的定义作出解释。如第 72 章章注一（五）将不锈钢定义为：按重量计含碳量在 1.2％ 及以下，含铬量在 10.5％ 及以上的合金钢，不论是否含有其他元素。而中国大百科全书《机械工程手册》中规定：不锈钢含铬量不小于 12％。显然两者规定不相同，但作为《协调制度》归类的法律依据是前者。

（2）列举典型例子的方法。例如第 12 章章注一列举了归入品目 1207 的主要包括油料作物的果实；又如第 25 章章注四列举了归入品目 2530 的主要商品。

（3）用详列具体商品名称来定义品目的商品范围。如第 30 章章注四定义了编码 3006 的商品由十一方面的商品组成（详见编码第 30 章章注四）。

（4）用排他条款列举若干不能归入某一类、章或编码的商品。如第 1 章注释：本章包括所有活动物，但下列各项除外……这样的例子在类注、章注中还有很多。

某些注释综合运用上述几种注释方法。例如,有的注释既作了定义,又列举了一系列商品包括在内,或列出除外的商品。这样能使含义更加明确。例如,第 40 章章注四,关于"合成橡胶"的定义。

第三段"如品目、类注或章注无其他规定",旨在明确品目条文及与其相关的类、章注释是最重要的。换言之,它们是在确定归类时应首先考虑的规定。例如,第 31 章的注释规定该章某些编码仅包括某些货品,因此,这些编码就不能够根据规则二(二)扩大为包括该章注释规定不包括的商品。这里需注意的是,不能因为品目条文不明确(不论类注、章注有无规定),就按规则二归类,而必须是在品目条文、类注、章注都无其他规定的条件下才能按规则二归类。

规则一应用举例:

【例题一】

牛尾毛→查阅类、章名称→第 5 章"其他动物产品"→税目 0511 中未提到牛尾毛。

按其他未列名动物产品归类→查阅第 5 章章注四:"马毛"包括马科、牛科的尾毛→归入 05119940。

【例题二】

装有计量装置的农业用离心水泵→查阅类、章标题名称,应属第 84 章机械类货品,可涉及两个编码:8413 的液体泵,84248100 的农业器具→查阅第 84 章章注二规定:既符合品目 8401 至 8424,又符合品目 8425 至 8480 应往前归→故归入 84131900。

2. 规则二

"(一)品目所列货品,应包括该项货品的不完整品或未制成品,只要在进口或出口时该项不完整品或未制成品具有完整品或制成品的基本特征;还应包括该项货品的完整品或制成品(或按本款可作为完整品或制成品归类的货品)在进口或出口时的未组装件或拆散件。

(二)品目中所列材料或物质,应视为包括该种材料或物质与其他材料或物质混合或组合的物品。品目所列某种材料或物质构成的货品,应视为包括全部或部分由该种材料或物质构成的货品。由一种以上材料或物质构成的货品,应按规则三归类。"

规则解释:

规则二分两大部分:第一部分实际上是扩大编码的商品范围,这里有两层意思:第一层意思是品目所列商品包括其不完整品或未制成品,只要其具有完整品或制成品的基本特征,就应包括在内。例如,缺一个轮子的汽车,因其缺少的部件并不能影响产品本身的特征,故应按完整品归类。第二层意思是还应视为包括该项货品的完整品或制成品在进口或出口时的未组装件或拆散件。例如,完整的一辆汽车和缺少的某些零部件的汽车,在归类时都按完整的汽车归类。之所以这样规定,是因为编码品目有限,不可能将各种情况的商品一一列出。下面解释一下不完整品、未制成品的概念:

(1)不完整品:是指某个商品还不完整,缺少某些零部件,但却具有完整品的基本特征。例如,缺少一个轮胎或倒车镜等零部件的汽车,仍应按完整的汽车归类,并不因为缺少了一个轮胎而不叫做汽车;缺少键盘的便携式电脑仍应按完整的便携式电脑归类等。如没有这项规则,则需将每缺一个零部件的商品单列一个子目,一是难以列全,二是很繁琐且浪费目录资源。

(2)未制成品:指已具备了成品的形状特征,但还不能直接使用,需经进一步加工才能使用的商品。例如,已具有钥匙形状的铜制钥匙坯片。

(3)因运输、包装、加工贸易等原因,进口时未组装件或拆散的货品。例如,机电产品的成套散件,此类成套散件只需简单组装即可成为完整成品。

规则二第一部分的意思归纳起来有两点:第一,扩大编码上列名商品的范围,即不仅包括该商品的完整品或制成品,而且还包括它的非完整品、非制成品及整机的拆散件;第二,该规则的使用,是有条件的,即未完整品或未制成品一定要具有完整品(整机)的基本特征,拆散件必须是完整品的成套散件。此外,需要注意的是,规则二的第一部分不适用于第一至第六类的商品(第38章及以前的各章)。

规则二第二部分,有两层意思:第一,品目中所列某种材料包括了该种材料的混合物或组合物,也是对品目商品范围的扩大;第二,其适用条件是加进去的东西或组合起来的东西不能失去原商品的特征。即混合或组合后的商品不存在看起来可归入两个及以上品目的问题。例如,加糖的牛奶,还应按牛奶归类,添加了糖的牛奶并未改变牛奶的特性。所以决不会产生是按糖归类还是按牛奶归类的疑问。而添加了花椒粉的盐则改变了盐的特性,使之属性从盐改变为调味品。

规则二应用举例:

【例题一】(整机特征)

缺少键盘的笔记本电脑→查阅类、章名称:属于第84章物品,按规则二(一),未制成品如已具备制成品的基本特征应按制成品归类→按规则一规定查阅第84章章注,未提到该物品是否有具体列名→查阅第84章品目条文,按笔记本电脑自动处理数据的特性,归入8471→按规则二(一)按整机归入84713000。

【例题二】(未制成品)

做手套用已剪成型的针织棉→查阅类、章名称,针织棉布属第52章,手套属第61章→按规则二(一),未制成品如已具备制成品的基本特征应按制成品归类→按规则一规定查阅第52章、第61章章注,未提到该物品是否具体列名→按规则二(一)归入61169200。

【例题三】(组合物)

由一个靠背、一个支架、一个坐板组成的铝制椅子散件,组装即可使用→查阅类、章名称:属于第94章的商品→按规则二(二)应归入94017900。

3. 规则三

当货品按规则二(二)或由于其他原因看起来可归入两个或两个以上品目时,应按以下规则归类:

"(一)列名比较具体的品目,优先于列名一般的品目。但是,如果两个或两个以上品目都仅述及混合或组合货品所含的某部分材料或物质,或零售的成套货品中的某些货品,即使其中某个品目对该货品描述得更为全面、详细,这些货品在有关品目的列名应视为同样具体。

（二）混合物、不同材料构成或不同部件组成的组合物以及零售的成套货品，如果不能按规则三（一）归类时，在本款可适用的条件下，应按构成货品基本特征的材料或部件归类。

（三）货品不能按规则三（一）或（二）归类时，应按号列顺序归入其可归入的最末一个品目。"

规则三的规则解释：第一部分，"不论是按规则二（二）或其他任何原因归类，货品看起来可归入两个或两个以上品目时，应按以下规则归类"，这是规则三运用的前提。规则三有三条，可概括为：

（1）具体列名。

（2）基本特征。

（3）从后归类。

这三条规定应按照其在本规则的先后次序加以运用。据此，只有在不能按照规则三（一）归类时，才能运用规则三（二）；不能按照规则三（一）和三（二）归类时，才能运用规则三（三）。

规则三（一）讲的是当一个商品涉及两个或两个以上品目时，哪个品目相对于商品表述更为具体，就归入哪个品目，作为一般原则可作如下理解：

（1）商品的具体名称与商品的类别名称相比，商品的具体名称较为具体。比如，紧身胸衣是一种女内衣，有两个编码可归的，一个是 6208 女内衣、一个是 6212 妇女紧身胸衣，前一个是类名称，后一个是具体商品名称，故应归入 62123000。如两个税号属同一类商品，可根据它的功能（用途）进行深度比较，哪个功能（用途）更为接近，就应视为更具体。

（2）如果一个品目所列名称更为明确地包括某一货品，则该品目要比所列名称不完全包括该货品的其他品目更为具体。

应用举例：

汽车用风挡刮雨器→可能归入两个税号：8708 的汽车零件和第 85 章的电动工具→查阅第 16 类、第 17 类及第 84 章、第 85 章注释，并无具体规定→按规则三（一）应选列明最明确的品目→8512 是机动车风挡刮雨器，比 8708 的汽车零件更为具体最终应归入 85124000。

但是，如果两个或两个以上品目都仅述及混合或组合货品所含的某部分材料或物质，或零售成套货品中的某些货品，即使其中某个品目比其他品目对该货品描述得更为全面、详细，这些货品在有关品目的列名也应视为同样具体。在这种情况下，货品应按规则三（二）或（三）的规定进行归类。

下面对规则三（二）解释如下：

1）本款归类原则适用条件如下：

（1）混合物。

（2）不同材料的组合货品。

（3）不同部件的组合货品。

（4）零售的成套货品。

此外,还必须注意只有在不能按照规则三(一)归类时,才能运用本款,也只有在可适用本款规定的条件下,货品才可按构成货品基本特征的材料或部件归类。

2)不同货品确定其基本特征的因素有所不同,一般来说确定商品的主要特征,可根据商品的外观形态、使用方式、主要用途、购买目的、价值比例、贸易习惯、商业习惯、生活习惯等诸多因素进行综合考虑分析来确定。

3)本款所称"零售的成套货品",是指同时符合以下三个条件的货品:

(1)至少由两种看起来可归入不同编码的不同物品构成的。

(2)为了适应某一项活动的特别需要而将几件产品或物品包装在一起的。

(3)其包装形式适于直接销售给用户而货物无需重新包装的。

规则三应用举例:

【例题一】

由一块面饼、一个脱水蔬菜包、一个调味包组成的袋装方便面→可能归入第 19 章的面食、第 7 章的干制蔬菜或第 9 章的调味料→查阅第 19 章、第 7 章、第 9 章的注释,并无具体规定→按规则三(一)选最明确的品目第 19 章的面食构成了整袋方便面的基本特征,比干制蔬菜和调味料更具体→应归入 19023030。

规则三(三)只能用于不能按规则三(一)或三(二)归类的货品。它规定商品应归入同样值得考虑的品目中的顺序排列为最后的品目内。但相互比较的编码或品目只能同级比较。也就是说如果看起来一个商品可以归入两个或两个以上品目时,比较起来每个品目都同样具体,那么就按在商品编码表中位置靠后的那个品目进行归类。

规则三应用举例:

【例题二】

浅蓝色的平纹机织物,由 50%棉、50%聚酰胺短纤织成,每平方米重量超过 170 克→查阅类、章标题,棉属第 52 章聚酰胺属第 55 章→查阅第 11 类和第 52 章、第 55 章注释,并无提到该合成织物的归类→查阅第 11 类和第 52 章、第 55 章注释,并无提到该合成织物的归类→按聚酰胺应归 5514。所以应从后归入 55143010。

4. 规则四

"根据上述规则无法归类的货品,应归入与其最相类似的品目。"

规则解释:

这条规则所述的"最相类似",是指名称、功能、用途或结构上的相似。实际操作中往往难以统一认识。一般来说,这条规则不常使用,尤其在 H. S. 编码中,每个品目都下设有"其他"子目,不少章节单独列出"未列名货品的品目"(例如编码 8479、8543、9031 等)来收容未考虑到的商品。因此,规则四实际使用频率很低。

本条规则的使用方法如下:

待归商品→列出最相类似的商品的归类品目→从中选择一个最适合的品目。

5. 规则五

"除上述规则外,本规则适用于下列货品的归类:

（一）制成特殊形状仅适用于盛装某个或某套物品并适合长期使用的，如照相机套、乐器盒、枪套、绘图仪器盒、项链盒及类似容器，如果与所装物品同时进口或出口，并通常与所装物品一同出售的，应与所装物品一并归类。但本款不适用于本身构成整个货品基本特征的容器。

（二）除规则五（一）规定的以外，与所装货品同时进口或出口的包装材料或包装容器，如果通常是用来包装这类货品的，应与所装货品一并归类。但明显可重复使用的包装材料和包装容器可不受本款限制。"

规则解释：

规则五是一条关于包装物品归类的专门条款。

规则五（一）仅适用于同时符合以下各条规定的容器：

（1）制成特定形状或形式，专门盛装某一物品或某套物品的，专门设计的，有些容器还制成所装物品的特殊形状。

（2）适合长期使用的，容器的使用期限与所盛装某一物品使用期限是相称的："在物品不使用期间，这些容器还起保护作用"。

（3）与所装物品一同进口或出口，不论其是否为了运输方便而与所装物品分开包装；单独进口或出口的容器应归入其应归入相应的品目。

（4）通常与所装物品一同出售的。

（5）包装物本身并不构成整个货品的基本特征，即包装物本身无独立使用价值。

规则五（一）不适用于本身构成整个商品基本特征的容器。例如，装有茶叶的银质茶叶罐，银罐本身价值昂贵，远远超出茶叶的价格，并已构成整个货品的基本特征，因此应按银制品归入税目71141100；又如装有糖果的成套装饰性瓷碗应按瓷碗归类而不是按糖果归类。

规则五（二）实际上是对规则五（一）规定的补充。当包装材料或包装容器不符合规则五（一）条件时，如果通常是用来包装某类货品的，则应与所装货品一同归类。但本款不适用于明显可以重复使用的包装材料或包装容器，例如，装有压缩液化气体的钢瓶应按钢铁制品和液化气分别归类。

由于 H. S. 编码列有五位数级、六位数级子目。因此，有必要对五、六位数级子目的归类规则作出规定，规则六就是这样产生的。

6. 规则六

货品在某一品目项下各子目的法定归类，应按子目条文或有关的子目注释以及以上各条规则来确定，但子目的比较只能在同一数级上进行。除《协调制度》条文另有规定的以外，有关的类注、章注也适用于本规则。

规则解释：

（1）以上规则一至五在必要的地方加以修改后，可适用于同一品目下的各级子目。

（2）规则六中所称"同一数级"子目，是指同为五位数级或同为六位数级的子目。据此，当按照规则三（一）规定考虑某一物品在同一品目项下的两个及两个以上五位数级子目的归类时,只能依据有关的五位数级子目条文来确定哪个五位数级子目所列名称更为具体或更为类似。只有在确定了列名更为具体的五位数级子目后,而且该子目项下又再细分了六位数级子目时,才能根据有关六位数级子目条文考虑物品应归入这些六位数级子目中的哪个子目。

(3)"除条文另有规定的以外"是指类、章注释与子目条文或子目注释不相一致的情况。例如,第71章注释四(二)所规定的"铂"的范围,与第71章子目注释二所规定的"铂"的范围不相同。因此,在解释子目号711011及711019的范围时,应采用子目注释二,而不应考虑该章注释四(二)。即类、章注释与子目注释的应用次序为:子目注释—章注释—类注释。

(4)某个五位数级子目下所有六位数级子目的商品总和不得超出其所属的五位数级子目的商品范围;同样,某个四位数级税目下所有五位数级子目的商品总和也不得超出其所属的四位数级品目的商品范围。

总之,规则六表明,只有在货品归入适当的四位数级品目后,方可考虑将它归入合适的五位数级或六位数级子目,并且在任何情况下,应优先考虑五位数级子目后再考虑六位数级子目的范围或子目注释。此外,规则六注明只有属同一级别的子目才可作比较并进行归类选择,以决定哪个子目较为合适;比较方法为同级比较,层层比较。

规则六应用举例:

金属制带软垫的理发用椅→可涉及的品目:9401和9402→因该两子目不是同一四位数级下的子目,因此不能比较→所以应先看哪个四位品目更适合——9402→9402列名更具体→9402下比较应归94021010。

(二)实训操作要点

1. 完整归类

根据案例中提到的进出口货物,归类时首先按照其完整名称归类,专业报关和海关称这种归类叫具体列明归类,就是说成品名称正好和商品编码书的某个商品编码完全一致或者基本一样。

例如:冻牛舌就有专门的编码02062100,冻牛肝是02062200。但这种情况比较少见,因为作为一个工具类编码书,不可能囊括世界上所有的商品名称,而且,同样的货物各自的叫法还不尽相同,如果只给个货物名称就让人去查编码,无异于大海捞针。因此,在报检报关提供商品名称的同时,还要列明商品具体的用途、使用方法、成分、材料等,越多资料越有利于准确归类。

2. 用途归类

如果某个货物的名称并没有明确对应的编码时,立刻考虑它的用途和功能,按照用途去找对应的归类。

例如:格力分体2匹空调,属于机器类的,就到第84章去找,然后到8415空气调节器里面找,最后找到84151021.00(制冷量≤4千大卡/时分体式空调)。这样的情况占进出口货物的很大比例,因为一般很少货物能找到第一种情况所说的具体对应的编码。

3. 混合归类

混合归类又叫成分归类。如果某个成品里面有几种成分组成,而且没有一个对应的编码正好和这个成品名称对应,要按照构成这个成品基本特征的材料或部件归类。

例如:铁制晒衣架,没有具体对应的编码,从用途上也找不到这种具体的用途,只有从材料上入手,钢铁制品第73章,其他钢铁制品7326,用73262090.00(非工业用钢铁丝制品)或者73269090.00(其他非工业用钢铁制品)都可以。这样的情况也占了进出口货物的很大一部分比例,因此在提供信息的时候,尽量连材料、成分也提供清楚,电器类产品应说明电压及功率,汽车类产品应说明是什么汽车用的,汽车排量等情况。

4. 靠后归类

当第3种情况出现根据材料分,有2个或者几个编码都合适的时候,优先选择编码靠后的。对于上文混合归类所举铁衣架编码归类的例子,按此规则应该选择靠后的编码73269090.00。

5. 模糊归类

模糊归类又叫最接近归类法。随着科技的日新月异,大量的新型产品不断出现,经常有无从下手的感觉。报检员可先根据用途找最接近的,再按照材料找最接近的。遇到这种问题无论是进出口商或者报关公司甚至海关都不敢说自己是完全正确的,最好有丰富报关经验的专业报关公司利用其丰富的报关知识和良好的社会关系,报关起来才能省事。

6. H.S.编码归类口诀

有列名归列名;

没有列名归用途;

没有用途归成分;

没有成分归类别;

不同成分比多少;

相同成分要从后。

二、实训操作案例

【例1-1】　纯棉妇女用针织紧身胸衣

归类步骤:

(1)商品分析:

成分:纯棉

用途:妇女用

加工方式:针织

品名:紧身胸衣

(2)品目归类:

根据对成分及加工方式的分析,会轻易地将该项商品归入第61章:针织或钩编的服装及衣着附件。但仔细阅读第 61 章章注释二（一），可以发现本章不包括 62.12 品目的商品。62.12 品目条文为胸罩、束腰带、紧身胸衣、吊裤带、吊袜带……因此，我们可以初步将"紧身胸衣"归入 62.12 品目。

（3）简易方法适用：

根据"列名优先"的原则，我们查看 62.12 品目中所包含的子目 6212.3090，可以看出，该税号符合所需归类商品的特定意义。因此，"纯棉妇女用针织紧身胸衣"应归入税号 6212.3090。

【例 1-2】 合成金刚石制镗刀

归类步骤：

（1）商品分析：

材料：合成金刚石

加工方式：将合成金刚石制成的镗刀刀头，镶嵌在镗床用的镗刀杆上

品名：镗床用镗刀

（2）品目归类：

根据材料、加工方式及用途，我们分析得知，该商品不属于镗床的配件、附件，因此不能归入品目 84.66。根据该商品的加工方式得知，其是将合成金刚石制成的镗刀刀头，镶嵌在合金钢的刀杆上而成，因此，初步归入第 82 章比较适合。查阅第 82 章章注释一（三），可以发现本章仅包括带有用下列材料制成的刀片、工作刃、工作面或其他工作部件的物品：装于金属、硬质合金或金属陶瓷底座上的宝石或半宝石（天然、合成或再造）。更加确信应归入本章。继续查阅本章品目 82.07 条文"……及机床（例如镗孔）的可互换工具……"，由于镗刀属于镗床可互换的刀具。因此，应将其归入本品目。

（3）简易方法适用：

根据"列名优先"的原则，8207.6010 子目条文为带有合成金刚石镗孔工具。应将该商品归入此税号。

【例 1-3】 盥洗用醋（美容盥洗用，带香味）

归类步骤：

（1）商品分析：

成分：醋、香味剂

用途：盥洗用

（2）品目归类：

根据成分和用途，该种醋可能会被归入税号 2209.0000。其为：醋及用醋制得的醋代用品。根据海关总署关税征管司、全国海关进出口商品归类中心编写的《海关进出口税则——统计目录、商品及品目注释》注释，醋及其代用品可用于食物的调味和腌制……也可用调味香料增加香味。同时注明：本品目不包括品目 33.04 的"盥洗用醋"。显然，其应当归入品目 33.04。

（3）简易方法适用：

查阅品目 33.04 条文，并没有具体的"盥洗用醋"列名。此时，我们应当按照没有列名归

用途的方法进行归类。根据该商品最大的用途特征为：盥洗用，也就是保护皮肤用，将其归入"护肤品"，即税号3304.9900。

【例1-4】　弦乐乐器弦（羊肠线制）

归类步骤：

（1）商品分析：

成分：羊肠线

用途：由羊肠线制成的，弦乐乐器用的琴弦

（2）品目归类：

根据对成分及用途的分析，可知羊肠线的用途非常广泛。其可以编织羽毛球、网球球拍，也可以制成机器零件，以及弦乐乐器弦、外科缝合线等。查阅品目42.06，"羊肠线"已有具体列名。若我们所需归类的商品仅为"羊肠线"，因其归类语言与子目条文非常吻合，即可按列名优先的原则，归入税号4206.1000。但是，现在我们需要归类的商品是"由羊肠线制成的弦乐乐器用的琴弦"，而不是"羊肠线"，也就是子目4206.1000条文与商品归类语言不相吻合，所以，不能将"由羊肠线制成的弦乐乐器用的琴弦"，归入税号4206.1000。根据第42章章注释一（一）、（九）所示，该商品按用途归入品目92.09。第92章为乐器及其零件、附件。

（3）简易方法适用：

根据没有列名归用途的归类方法，将其归入子目9209.3000。子目9209.3000条文虽然仅表现为"乐器用弦"，但是其中包括各类材料制成的乐器用弦，如羊肠线、丝、钢丝、合金丝、化学纤维单丝等。因此，应当将羊肠线制成的弦乐乐器的琴弦归入税号9209.3000。

该例题说明，第42章及第92章均有"羊肠线"、"乐器用弦"等具体列名，但是前者与我们需要归类的商品，即商品归类语言不相吻合。因此，不能将羊肠线制成的弦乐乐器用的琴弦归入第42章。第92章包括的"乐器用弦"，在表面上看似与我们需要归类的商品归类语言不完全吻合，但是根据列名具体优先于列名一般的原则，"乐器用弦"已经比"羊肠线"显得更加具体，也就是商品归类语言与子目条文基本吻合。

【例1-5】　一次性纸制厨师帽

归类步骤：

（1）商品分析：

成分：纸

特征：一次性使用

品目：厨师帽

（2）品目归类：

通过对商品的分析，我们得知，该项商品是由纸制成的，并且是供厨师一次性使用的专用帽子。通观《税则》得知，《税则》中包含各种帽类的章分别是：第四十八章的"纸制衣着附件"、第六十三章的"旧帽类"、第六十八章的"石棉制的帽类"及第九十五章的"玩偶帽类或狂欢节用的帽类"。"一次性纸制厨师帽"在以上各章均无具体列名，所以，不能依第一顺序"列名优先"的方法归类。依次按第二顺序"按用途"归类。由于该商品的用途特征仅为"厨师用的帽子",虽然已经显示出该商品的专用性特征,但其中缺少"成分"内容,所以,并未完全表达出我们需要归类的商品全部定义,也就是归类语言不完整。我们再依次按第三顺序"按成分"归类。该商品的成分为纸,这时我们的商品归类语言可以表述为:用纸制成的厨师用的帽子。我们需要归类的商品是"一次性纸制厨师帽","一次性纸制厨师帽"与"用纸制成的厨师用的帽子"之间的区别,仅仅在于是否是一次性使用。一次性使用或者多次性使用,只是使用方法问题,并且《归类总规则》中并没有关于商品进出口后使用方式的限定。

因此,应当忽略不计。根据"一次性纸制厨师帽"的特定含义可知,该帽子应该是与厨师的职业服装同时使用的,因此,应将其归入纸制的衣着附件类。根据第四十八章章注释二(十一):本章不包括第六十四章或第六十五章的物品。这时我们可以在第四十八章中查找与之相适应的品目,品目48.18:衣服及衣着附件。因此,"一次性纸制厨师帽"应该归入该品目。

(3)简易方法适用:

根据"列名"、"用途"、"成分"的先后顺序,"一次性纸制厨师帽"应该以其成分归类,归入纸制品类。

查找品目48.18,"一次性纸制厨师帽"应归入税号4818.5000。

【例1-6】 混纺毛华达呢(按重量计含精梳羊毛95%、涤纶短纤纤维5%、每平方米重185克)

归类步骤:

(1)商品分析:

成分:精梳羊毛95%、涤纶短纤纤维5%

规格:每平方米重185克

品名:混纺毛华达呢

(2)品目归类:

通过对商品的分析得知,该商品的主要成分是天然动物纤维——精梳羊毛,化学纤维仅占次要成分——涤纶短纤纤维。纺织品的归类非常适宜按"成分"进行归类的方法,也就是纺织品或者纺织制成品的归类,应以其成分或原材料为主要归类依据,然后再选择与之相适应的章、品、子目进行归类。根据"混纺毛华达呢"的主要成分是精梳羊毛的这一特征,应将其归入第51章:羊毛、动物细毛或粗毛;马毛纱线及其机织物。然后,选择品目51.12:精梳羊毛或精梳动物毛的机织物。

(3)简易方法适用:

采用按"成分"归类的方法,依据对商品的上述分析及初步品目归类的结果,然后,根据该商品的规格特征——每平方米重185克;成分特征——精梳羊毛95%、涤纶短纤纤维5%,查阅品目51.12,可以发现与该商品有关的子目有:其一,一级子目:按重量计羊毛或动物细毛含量在85%及以上;其二,该一级子目下的二级子目:每平方米重量不超过200克;

从表面上看,"混纺毛华达呢(按重量计含精梳羊毛95%、涤纶短纤纤维5%、每平方米重185克)"应归入税号5112.1100。但是,通过以下分析可知该答案是错误的。上述"一级子目"所包含的内容有两个:①按重量计羊毛或动物细毛含量在85%及以上,并且与其他纺织材料(但化学纤维长丝、短纤除外,因为其均有本身的"一级子目"编码进行限定)混纺的机织物;②每平方米重量不超过200克或其他克重。因为,根据《归类总规则》的规定,该"一级子目"权码所限定的内容不能取缔其他两个"一级子目"编码所限定的内容。

同时,根据列名具体优先于列名一般的归类原则,子目5112.3000:其他,主要或仅与化学纤维短纤混纺,明显具体于子目5112.1000。因此,上述答案是错误的,应将其正确归入税号5112.3000。

三、能力迁移训练

请根据商品编码归类原则查询下列商品的 H. S. 编码:

(1) 供男式风衣用的可拆卸衬里(100%涤纶机织物为原料)。

(2) 未鞣制的狗毛皮。

(3) 原棉。

(4) 剪羊毛(未梳;未脱脂)。

(5) 生锑。

(6) 聚对苯二甲酸乙二酯切片(高黏度)。

(7) 纯棉钩编马甲。

(8) 涤纶机织布制女上衣。

(9) 锌钡白(立德粉)。

(10) 松香水。

(11) 聚氯乙烯制,宽度为2厘米的成卷电工用绝缘胶带。

(12) 支票本。

(13) 美术明信片。

(14) 自行车充气用手动打气筒。

(15) 电动洗碟机(外部尺寸60厘米×90厘米×70厘米)。

(16) 照相机凹版印刷机。

(17) 长网造纸机。

(18) 过热水锅炉零件(非通用零件)。

(19) 桃核粉。

(20) 鲜甘蔗(非种用)。

(21) 打字机色带,已上油墨。

(22) 金属制档案柜(非正式)。

(23) 钢筋混凝土用钢筋,非合金钢构成,直径20 mm,经热轧后未经其他加工,带有轧制过程中产生的变形,直条状报验。

(24) 铜废碎料(符合 H. S. 注释规定)。

(25) 24K 金项链。

(26) 不锈钢制餐桌用器具。

(27) 教学专用电影胶片(已曝光;已冲洗;宽度为 35 mm)。

(28) 乙醇钠(化学纯)

(29) 可待因。

(30) 乙酸酐。

(31) 未梳骆驼绒。

(32) 真丝练白电力纺(坯绸,幅度 110 cm)。

(33) 粗纱(100% 棉纤维构成)。

(34) 二硫化碳(符合化学定义)。

(35) 磨蓝纯棉牛仔布(300 g/m^2,幅度为 110 cm)。

(36) 精梳羊毛条。

(37) 非幻灯用彩色摄影胶卷,宽度 35 mm,长度小于 2 m(有齿孔;未曝光)。

(38) 炭化羊毛(未梳)。

(39) 松脂。

(40) 除虫菊的浸膏。

(41) 低压聚乙烯(单位体积的重量比为 0.95)。

(42) 按重量计由 60% 的苯乙烯,40% 的甲苯乙烯的单体单元组成的共聚物(初级形状)。

(43) 硝化纤维素。

(44) 除草剂(零销包装,经配制)。

(45) 麻黄碱(麻黄素,非制剂)。

(46) 胰岛素(非制剂)。

(47) 活性炭(非零售包装,不具药物作用)。

(48) 冻鸡块(供食用,带骨的)。

(49) 木制口琴(供儿童玩具用)。

(50) 废原电池。

(51) 绢丝(100% 真丝,非供零售用)。

(52) 纯羊毛纱线织造的凡立丁织物(170 g/m^2;幅度 180 cm)。

(53) 旧纯羊毛非针织的裁绒地毯(块状)。

(54) 粒状,比重为 0.90 的 50 千克袋装线性低密度聚乙烯。

(55) 塑料制离子交换柱(用丙烯酸聚合物填充)。

(56) 用于制作切割刀具的钻石(已加工;未安装)。

(57) 藤条编结成的衣箱。

(58) 用玻璃制的灯罩。

(59) 激光唱机。

(60) 二氧化锰原电池组。

(61) 太阳能电池电子计算器。

(62) 按重量计算含磷为 16％的磷铜母合金。

(63) 小苏打(符合化学含义)。

(64) 双氧水(非制剂)。

(65) 城市污水处理厂产生的淤渣。

(66) 白豆蔻。

(67) 合成纤维机织物作面料的救生衣。

(68) 用作染料的胡萝卜素。

(69) 碘化钾的水溶液。

(70) 毛黏银枪大衣呢(按重量计含羊毛和马海毛 50％,黏胶短纤 50％;幅度 110 cm)。

(71) 地蜡。

(72) 按重量计,由 35％的亚麻、25％的黄麻和 40％的棉花织成的匹状印花机织物。

(73) 含脱脂奶粉、豆粉、植物油、矿物质和维生素等多种添加物的爱儿乐牌奶粉。

(74) 装有压燃式活塞内燃发动机、汽缸容量(排气量)为 2 000 毫升的四轮驱动越野车。

(75) 糖浆浸泡的桂圆肉。

(76) 按重量计,由 2％的蚕丝、10％的精梳羊毛、33％的黏胶短纤和 33％的精梳棉材料织成的匹状、色织平纹机织物(该机织物每平方米重量为 190 克)。

(77) 医疗用 B 型超声波诊断仪。

(78) 20 千克装、化学纯级、粉末状硝酸钠。

(79) 表层为巴拷红柳桉木薄板、其他两层为针叶木薄板制的三合板(每层薄板厚度为1 毫米)。

(80) 绿豆粉制的干粉丝。

(81) 木扇。

(82) 乙苯与二甲苯的混合物。

(83) 甲烷、乙烷和丙烷的混合物。

(84) 维生素 C(非制剂;非零售包装)。

(85) 苯乙酸酯。

(86) 石棉制工作服。

(87) 盒装白巧克力。

(88) 金属制戒指。

(89) 装压缩气体用的钢铁容器(非零售包装用)。

(90) 铜母合金(符合 H. S. 注释规定)。

(91) 镍锍。

(92) 铝锅。

（93）焦油黏合的双层牛皮纸（成卷；宽度为 60 cm）。

（94）卷装卫生纸（宽度为 10 cm）。

（95）饮料自动售货机（装有加热装置）。

（96）真丝双绉制连衣裙。

（97）尼龙机织布制女式游泳衣。

（98）纯棉印花毛巾被。

（99）ABS 树脂，按重量计丙烯腈单体单元为 20％。

（100）聚丙烯（初级形状）。

任务二　法检目录查询

一、实训操作指南

（一）实训操作原理

确定出入境报检货物的 H. S. 编码后，则可通过查询《法检目录》确定是否需要接受国家规定的检验检疫。

凡列入《法检目录》的进出口商品和其他法律、法规规定必须经检验的进出口商品，必须经过出入境检验检疫部门或其指定的检验检疫机构检验。规定进口商品应检验未检验的，不准销售、使用；出口商品未检验合格的，不准出口。

《法检目录》由"商品编码"、"商品名称及备注"、"计量单位"、"海关监管条件"和"检验检疫类别"五栏组成。

（1）"商品编码"在原 8 位 H. S. 编码的基础上以末位补零的方式补足 10 位码，所有 H. S. 编码第 9 位前的小数点，一律取消。

（2）"商品名称及备注"结合《海关进出口税则》的"货品名称"与"子目注释"，与《商品名称及编码协调制度》对应。

（3）"计量单位"为《商品名称及编码协调制度的国际公约》，简称第一标准计量单位。

（4）《法检目录》中商品的"海关监管条件"为"A"，表示须实施进境检验检疫，"海关监管条件"为"B"表示须实施出境检验检疫，"海关监管条件"为"D"表示海关与检验检疫联合监管。

（5）《法检目录》商品的"检验检疫类别"中："M"表示进口商品检验，"N"表示出口商品检验；"P"表示进境动植物、动植物产品检疫；"Q"表示出境动植物、动植物产品检疫；"R"表示进口食品卫生监督检验；"S"表示出口食品卫生监督检验。"V"表示进境卫生检疫；"W"表示出境卫生检疫；"L"表示民用商品入境验证。

以"硬粒小麦（配额内）"为例，其对应的"商品编码"为 1001100010，"计量单位"为"千克"，"海关监管条件"为 A/B，这表示该商品在入境和出境时均须实施检验检疫，"检验检疫类别"为"M. P. R/Q. S",表示该商品进口时应实施商品检验、植物产品检疫和食品卫生监督检验,出口时应实施植物产品检疫和食品卫生监督检验。

法检目录样例一

商品名称及备注	商品编码	计量单位	海关监管条件	检验检疫类别
硬粒小麦	1001100010	千克	A/B	M. P. R/Q. S
钨废碎料	8101970000	千克	A/	M/

《法检目录》中,部分 H. S. 编码的检验检疫和监管具有特别解释,主要包括:海关监管条件为"A/B",实施卫生检疫监管,暂不设检验检疫类别的 H. S. 编码;海关监管条件为"D",实施海关与检验检疫联合监管,暂不设检验检疫类别的 H. S. 编码;部分 H. S. 编码(海关监管条件为"A",检验检疫类别为"M")项下的商品仅实施现场放射性检测,不实施品质检验;部分 H. S. 编码(海关监管条件为"A/B",检验检疫类别为"L. M/"或检验检疫类别为空)项下的商品出口时,出入境检验检疫机构仅对进出口单位提供的非氯氟烃制冷剂、发泡剂证明(产品说明书、技术文件以及供货商的证明)进行符合性确认;部分 H. S. 编码(海关监管条件为"A/B",检验检疫类别为"R/"或海关监管条件为"/B",检验检疫类别为空)项下的出口商品,出入境检验检疫机构实施强制性出口检验管理,但属临时强制措施,解除时另行公告。

对于未列入《法检目录》,但按照国家法律、法规和相关规章规定应当实施出入境检验检疫的进出境的商品,通关放行规定如下:

(1)对进口可再利用的废物原料,海关一律凭检验检疫机构签发的《入境货物通关单》验放。各地检验检疫机构签发《入境货物通关单》时,在备注栏注明"上述货物经初步查验,未发现不符合环境保护要求的物质"。

(2)对进口旧机电产品,海关一律凭检验检疫机构签发的《入境货物通关单》验放。各地检验检疫机构在签发《入境货物通关单》时,在备注栏注明"旧机电产品进口备案"的字样以及《配额产品证明》编号、《进口许可证》编号或《机电产品进口证明》编号等。

(3)对出口纺织品标识查验,海关一律凭检验检疫机构签发的《出境货物通关单》验放。各地检验检疫机构在签发《出境货物通关单》时,在备注栏内加注"纺织品标识查验合格"的字样。

(4)进口货物发生短少、残损或其他质量问题需对外索赔时,其赔付货物的进境,海关凭检验检疫机构签发的《入境货物通关单》和用于索赔的检验证书副本验放。

(5)对尸体、棺柩、骸骨、骨灰等的入出境,仍按照《关于遗体运输入出境事宜有关问题的通知》(民事法[1998]11号)办理,海关凭检验检疫机构签发的《尸体/棺柩/骸骨/骨灰入/出境许可证》验放。

(6)除上述情况外,其他未列入《法检目录》,但国家有关法律、法规明确由检验检疫机构负责检验检疫的货物和特殊物品的通关,海关一律凭检验检疫机构签发的《入境货物通关单》或《出境货物通关单》验放。

（二）实训操作要点

（1）查阅《法检目录》的目的是获悉各类出入境商品法定的"检验检疫类别"，以便按照检验检疫类别的要求顺利完成报检。

（2）在《法检目录》中查阅检验检疫类别之前应首先准确确定该商品的 H.S. 编码。

（3）出入境商品的 H.S. 编码确定后，如果该 H.S. 编码对应的海关监管条件标注有"A"、"B"或"A/B"，再查找《法检目录》"检验检疫类别"一栏的字母标注，通过字母标注查阅到该出入境商品的"检验检疫类别"。

（4）对于《法检目录》中的特殊商品：成套设备、食品添加剂无法一一对应 H.S. 编码，无论是成套申报、或分项申报，均属法定检验。

（5）如商品编码未列入《法检目录》，先对照是否属于仍然需要报检的 6 种特殊情况，是则报检；如不是，则属于非法检货物。

（6）最终确定进出口商品是否需要报检，如为法检商品，再确定需接受哪些项目的检验，以便确定安排进出口进程，提前申请各项认证及审批文件，事先预约隔离及检验时间和地点，保证进出口活动的顺利实施。

二、实训操作案例

（1）某公司自德国进口一批种用干豌豆，则这批货物入境需要接受哪些项目的检验？如果是国内某公司出口一批种用干豌豆，货物出境又需要接受哪些项目的检验？

首先报检员应进行商品编码归类，确定种用干豌豆的 H.S. 编号为 0713101000，再查询法检目录第 7 章可知该商品的海关监管条件为 A/B，说明入境时为法检货物，要求出具入境货物通关单，检验检疫类别为 P/Q. S，可以知道入境时需要做代码 P 对应的检验，即动植物检验检疫。

法检目录样例二

商品编号	商品名称	计量单位	监管条件	检验检疫类别
0713101000	种用干豌豆（不论是否去皮或分瓣）	千克	A/B	P/N. Q

反之，如果是国内公司出口种用干豌豆，则应出具出境货物通关单，出境时检验检疫类别为 N 和 Q，说明出境时需要做出口商品检验和动植物检验检疫。

可见，种用干豌豆在出境和入境的报检要求是不同的。

（2）北京××公司自美国进口 500 只小泰克牌儿童玩具电子琴，则货物入境应接受哪些项目的检验？

首先确定儿童玩具电子琴的 H.S. 编码为 9503005000，查询《法检目录》第 95 章，海关监管条件是 A/B，检验检疫类别是 L. M/N，说明入境时须实施民用商品入境验证以及进口商品检验。

法检目录样例三

商品编号	商品名称	计量单位	监管条件	检验检疫类别
9503002100	动物玩偶,不论是否着装	个	A/B	L. M/N
9503002900	其他玩偶,不论是否着装	个	A/B	L. M/N
9503003100	缩小(按比例缩小)的电动火车模型	千克	A/B	L. M/N
9503003900	其他缩小(按比例缩小)的全套模型组件(不论是否活动)	个	A/B	M/N
9503004000	其他建筑套件及建筑玩具	个	A/B	L. M/N
9503005000	玩具乐器	千克	A/B	L. M/N
9503006000	智力玩具	套	A/B	L. M/N

(3) 出口冷冻松茸,未添加其他调料加工。该出口商品应接受哪些项目的检验?

首先确定商品的 H. S. 编码应为 2004900010,海关监管条件是 A/B,说明出境时为法定检验货物,其检验检疫类别是 P. R/Q. S,说明出境时应接受动植物检验检疫及食品卫生监督检验。

法检目录样例四

商品编号	商品名称	计量单位	监管条件	检验检疫类别
2004900010	非用醋制作的冷冻松茸	千克	A/B	P. R/Q. S

三、能力迁移训练

(一)解答题

(1) 湖南长沙某企业向法国出口一批鲜洋葱,货物由上海装船出境,问该批货物出境应当接受哪些检验,这批货物的出境货物换证凭单有效期应为多少天?

(2) 在鲜种用甘薯、鲜木薯、脱水大蒜、猪肉罐头这四种货物中,检验检疫要求与其他货物不同的是哪一种?

(3) 关于商品编码 0506909011 和 0506901910 所对应的货物,哪一项是属于禁止进口的?

(二)单项选择题

(1) 下列商品编码对应的商品中,无需实施出口食品卫生监督检验的是(　　)。

　　A. 0504001100　　　　　　　　B. 0714500000

　　C. 1602329100　　　　　　　　D. 2008993100

(2) 下列商品编码对应的出口货物中,须申请出境货物通关单的有(　　)。

　　A. 0505100090　　　　　　　　B. 0706100001

　　C. 1601001010　　　　　　　　D. 3924100000

（3）下列商品编码对应的货物中，须实施进口商品检验的有（　　）。

    A. 5101110001   B. 6110191029

    C. 8101970000   D. 9508900000

（4）下列货物对应的商品编码品目号是 0704 的有（　　）。

    A. 鲜花椰菜   B. 鲜卷心菜

    C. 鲜西兰花   D. 鲜包心生菜

（5）关于商品编码 2002101000 和 2002909000 所对应的货物，下列表述中，正确的有（　　）。

    A. 均须实施进境动植物、动植物产品检疫

    B. 均不实施进口商品检验

    C. 均须实施进口食品卫生监督检验

    D. 均须实施出境动植物、动植物产品检疫

（6）下列 H.S. 编码对应的出口商品中，实施出口质量许可管理的是（　　）。

    A. 2008113000   B. 3924900000

    C. 8108203000   D. 9503005000

（7）下列商品编码对应的商品无需实施出境动植物、动植物产品检疫的是（　　）。

    A. 0711200000   B. 1602200010

    C. 2002909000   D. 2003101100

项目二

出入境货物报检流程设计

实训要求

- 掌握入境货物报检分类、报检时限和地点要求
- 掌握出境货物报检分类、报检时限和地点要求
- 能区分异地报检和本地报检流程的不同点
- 能根据案例要求设计报检流程

案例导入

2011年1月18日,北京华和化妆品进出口有限公司与乌克兰REACH有限公司签订合同,约定于2011年3月31日前向乌克兰REACH出口护肤品(商品编码3304990010,检验检疫类别M/N)。货源供应公司为北京美尔化妆品生产有限公司。装运港为北京首都机场,卸货港ODESA, UKRAINE。此后,北京华和化妆品进出口有限公司又与日本夏龙娜株式会社签订合同,约定于2011年4月25日前出口同样的护肤品,但装运港为天津新港,卸货港OSAKA。对于华和公司的报检员来说,两次出境报检的流程会有何不同呢?

任务一　入境货物一般报检

一、实训操作指南

一般而言,出入境报检会涉及六个工作环节:报检/申报、计/收费、抽样/采样、检验检疫、卫生除害处理、签证放行。但具体顺序随报检类别及报检地点的不同而发生变化,因此,项目二的目的主要在于通过实际报检案例的报检流程设计让学生熟悉并掌握四种基本报检流程。

（一）实训操作原理

当入境货物的进境口岸与最终目的地相同时,称之为进境一般报检。

1. 进境一般报检

进境一般报检是指法定检验检疫入境货物的货主或其代理人,持有关单证向卸货口岸检验检疫机构申请取得《入境货物通关单》(两联),并由口岸检验检疫机构完成对货物的检验检疫的报检方式。采取进境一般报检时,货主或其代理人在办理完通关手续后要及时主动与货物目的地检验检疫机构联系落实检验检疫工作。

2. 入境货物报检的时限和地点要求

1) 报检的时限

输入微生物、人体组织、生物制品、血液及其制品或种畜、禽及其精液、胚胎、受精卵的,应当在入境前30天报检。

输入其他动物的,应在入境前15天报检。

输入植物、种子、种苗及其他繁殖材料的,应在入境前7天报检。

入境货物需对外索赔出证的,应在索赔有效期前不少于20天内向到货口岸或货物到达地的检验检疫机构报检。

2) 报检的地点

审批、许可证等有关证件中规定检验检疫地点的,在规定的地点报检。

大宗散装商品、易腐烂变质商品、废旧物品及在卸货时发现包装破损、重数量短缺的商品,必须在卸货口岸检验检疫机构报检。

需结合安装调试进行检验的成套设备、机电仪产品以及在口岸开件后难以恢复包装的商品,应在收货人所在地检验检疫机构报检并检验。

其他入境货物,应在入境前或入境时向报关地检验检疫机构报检。

入境的运输工具及人员应在入境前或入境时向入境口岸检验检疫机构申报。

对于符合直通式放行条件的企业,可以根据报关地的选择,在口岸检验检疫机构或者目的地检验检疫机构报检。

3) 入境货物报检应提供的证单

入境报检时,应填写《入境货物报检单》并提供外贸合同、发票、装箱单、提(运)单、提货单等有关单证。

此外还应按照检验检疫的要求,有关货物需提供其他特殊单证。

4) 入境货物报检应申领的证单

入境法检货物货主或其代理人需向报关地检验检疫机构申领《入境货物通关单》,作为向海关报关的必备随附单据。

检验检疫合格后,作为法检货物销售/使用的凭证,入境法检货物货主或其代理人可向检验检疫机构申领《入境货物检验检疫证明》;入境食品货主或其代理人可向检验检疫机构申领《卫生证书》;入境汽车货主或其代理人可向检验检疫机构一车一单申领《进口机动车辆随车检验单》。

对于申请残损鉴定的货物,货主或其代理人需向检验检疫机构申领有关检验鉴定证书和《入境货物通关单》。进口商可依该检验鉴定证书向有关方面提出索赔。当换货、补发货进口通关时,进口商可凭检验鉴定证书和《入境货物通关单》免交换补货的进口关税。

对于申请外商投资财产价值鉴定的,外商投资财产关系人需向检验检疫机构申领《价值鉴定证书》,作为到所在地会计事务所办理验资手续的凭证。

（二）实训操作要点

入境货物一般报检的流程如下,流程图如右图所示。

（1）货主或其代理人准备好报检所需各项单证。

（2）法定检验检疫入境货物的货主或其代理人,持有关单证向进境口岸检验检疫机构申请报检。

（3）卸货口岸检验检疫机构报检审核报检资料,符合要求则签发《入境货物通关单》(两联),收缴相关费用。

（4）凭通关单向口岸海关申请报关,通关手续完成后放行。

（5）采取入境一般报检时,货主或其代理人在办理完通关后 20 日内要及时主动与检验检疫机构联系落实检验检疫工作。取得《入境货物检验检疫证明》后方能在国内使用及销售该进口货物。如不合格则签发《检验检疫处理通知单》,需要索赔的签发检验检疫证书。

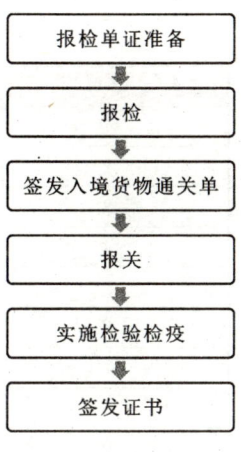

入境一般报检流程

二、实训操作案例

（1）【业务操作背景】　广州安和粮食进出口有限公司从美国 EMILY 公司进口散装大豆(商品编码 1201009100,检验检疫类别 M. P. R/Q. S),货物预计于 2011 年 3 月 6 日到达广州口岸,最终将被运往广州安和粮食进出口有限公司粮库。

【要求】　根据上述信息,分析货物入境报检流程。

货物入境报检流程表一

序号	地区	流　　程
1	广州	准备报检随附单据
2	广州	报检单填制(自理)
3	广州	入境一般报检
4	广州	商检人员口岸堆场现场查验
5	广州	计/收费
6	广州	签发入境货物通关单放行
7	广州	向广州海关报关
8	广州	联系商检做大豆的检验预约
9	广州	抽/采样
10	广州	实验室检验
11	广州	计/收费
12	广州	如检验合格,签发《入境货物检验检疫证明》

（2）深圳卡利金属制品有限公司从日本铃亚株式会社（已获国家质检总局批准注册且在有效期内）进口废五金（商品编码 7404000010，检验检疫类别 M/），货物预计于 2011 年 1 月 3 日到达深圳港。深圳卡利金属制品有限公司委托报检行代理报检。请根据上述信息分析货物入境报检流程。

货物入境报检流程表二

序号	地区	流　　程
1	深圳	准备随附单据
2	深圳	委托报检
3	深圳	报检单填制（报检行代理）
4	深圳	入境一般报检
5	深圳	码头现场查验、废料检验
6	深圳	计/收费
7	深圳	深圳商检签发入境货物通关单
8	深圳	报关
9	深圳	联系商检实施质量检验
10	深圳	计/收费
11	深圳	如检验合格，签发《入境货物检验检疫证明》

三、能力迁移训练

（1）【业务操作背景】　黑龙江瑞诚种马养殖基地从俄罗斯斯塔夫动物繁殖中心进口种马（商品编码 0101101090，检验检疫类别 P/Q），货物预计于 2011 年 3 月 2 日到达绥芬河口岸。黑龙江瑞诚种马养殖基地委托报检行代理报检。

【要求】　请根据上述信息分析货物入境报检流程。

货物入境报检流程表三

序号	地区	流　　程
1		
2		
3		
4		
5		
6		
7		
8		
9		
10		
11		
12		

（2）【业务操作背景】　厦门惠通金属物流公司从英国 GLAD 公司（已获国家质检总局批准注册且在有效期内）进口废塑料（商品编码 3915909000，检验检疫类别 M/），货物预计于 2011 年 1 月 19 日到达厦门口岸。

【要求】　请根据上述信息分析货物入境报检流程。

货物入境报检流程表四

序号	地区	流　　　　程
1		
2		
3		
4		
5		
6		
7		
8		
9		
10		
11		
12		

任务二　入境货物流向报检和异地施检报检

一、实训操作指南

（一）实训操作原理

当入境货物的进境口岸和最终目的地不同时，两地的商检都要分别对入境商品进行管辖，区别在于进境口岸实施流向报检，目的地商检实施异地施检报检。

1. 进境流向报检

进境流向报检亦称口岸清关转异地进行检验检疫的报检，是指法定检验检疫货物的收货人或其代理人持有关单证在卸货口岸向口岸检验检疫机构报检，进境口岸检验检疫机构只对其进行必要的检疫处理，货物获得《入境货物通关单》（四联）并通关后，由货主或其代理人将货物调往目的地，由目的地检验检疫机构进行检验检疫监管。

2. 异地施检报检

异地施检报检是指已在口岸完成进境流向报检，货物到达目的地后，该批进境货物的货主或其代理人在规定的时间内,向目的地检验检疫机构申请进行检验检疫的报检。异地施检报检时应提供口岸检验检疫机构签发的《入境货物调离通知单》。

（二）实训操作要点

当入境货物的进境口岸和最终目的地不同时,入境检验检疫工作流程如下:

（1）法定检验检疫入境货物的货主或其代理人准备好报检所需各项单证。

（2）货主或其代理人,持有关单证向进境口岸检验检疫机构申请报检,此时为进境流向报检,一般只做卫生检验或现场查验。

（3）进境口岸检验检疫机构报检审核报检资料,符合要求则签发《入境货物通关单》(四联),收缴相关费用。

（4）凭通关单向进行口岸海关申请报关,通关手续完成后放行。货物调往最终目的地。

（5）货物到最终达目的地后,货主或其代理人应在办理完通关后 20 日内及时主动与最终目的地检验检疫机构联系落实检验检疫工作。

（6）目的地商检对货物实施各项检验合格,取得《入境货物检验检疫证明》后方能在国内使用及销售该进口货物;如不合格则签发《检验检疫处理通知单》,需要索赔的签发检验检疫证书。

流程图如右图所示。

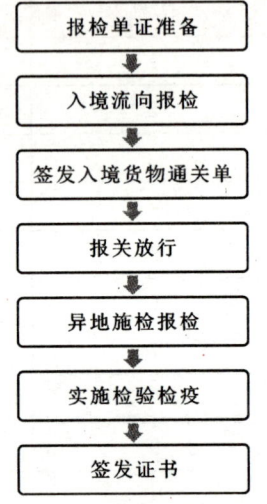

入境异地施检报检流程图

二、实训操作案例

（1）【业务操作背景】 北京逸城玩具进出口有限公司从瑞士 GEOMAG 公司进口智力玩具(商品编码 9503006000,检验检疫类别 L.M/N),货物预计于 2011 年 2 月 28 日到达天津口岸,最终将被运往北京逸城玩具进出口有限公司仓库。北京逸城玩具进出口有限公司委托天津四维国际货运代理有限公司和北京大亚报关行负责此票货物的通关事宜。

【要求】 请根据上述信息分析货物入境报检流程。

货物入境报检流程表五

序号	地区	流　　程
1	北京	公司准备好随附单据
2	天津	委托报检
3	天津	报检单填制(大亚报关行代理)
4	天津	入境报检入境流向报检
5	天津	堆场查验
6	天津	计/收费
7	天津	签发入境货物通关单

（续表）

序号	地区	流程
8	天津	报关，放行
9	北京	委托报检
10	北京	报检单填制（四维货运代理）
11	北京	异地施检报检
12	北京	检验预约
13	北京	抽/采样
14	北京	实验室检验
15	北京	计/收费
16	北京	签发《入境货物检验检疫证明》

（2）【业务操作背景】　新疆新安外贸公司为陕西西安的合昌塑料制品公司从韩国进口一批聚乙烯，货物预计于2011年1月21日到达青岛口岸入境，最终运至合昌公司的仓库，以备生产使用。

【要求】　请根据上述信息分析货物入境报检流程。

货物入境报检流程表六

序号	地区	流程
1	青岛	准备随附单据
2	青岛	报检单填制
3	青岛	入境流向报检
4	青岛	查验
5	青岛	计/收费
6	青岛	签发入境货物通关单
7	青岛	报关，放行
8	西安	异地施检报检，检验预约
9	西安	实施检验
10	西安	计/收费
11	西安	签发《入境货物检验检疫证明》

三、能力迁移训练

（1）【业务操作背景】　北京瑞嘉机电进出口有限公司从德国 ETA 公司进口蓄电池（商品编码 8507802000，检验检疫类别 M/N），货物预计于 2010 年 2 月 25 日到达天津口岸，26

日再用汽车运往北京瑞嘉机电进出口有限公司仓库。

【要求】 请根据上述信息分析货物入境报检流程。

货物入境报检流程表七

序号	地区	流程
1		
2		
3		
4		
5		
6		
7		
8		
9		
10		
11		
12		
13		
14		
15		

（2）【业务操作背景】 长沙新锐化妆品进出口有限公司从瑞典 RICHEL 公司进口睫毛膏（商品编码 3304200000，检验检疫类别 M/N），货物预计于 2010 年 12 月 19 日到达广州口岸，最终将被运往长沙新锐化妆品进出口有限公司仓库。长沙新锐化妆品进出口有限公司委托广州道生安祺国际货运代理有限公司负责此票货物的通关事宜。

【要求】 请根据上述信息分析货物入境报检流程。

货物入境报检流程表八

序号	地区	流程
1		
2		
3		
4		
5		
6		

（续表）

序号	地区	流　　程
7		
8		
9		
10		
11		
12		
13		
14		
15		

任务三　出境货物一般报检

一、实训操作指南

（一）实训操作原理

1. 出境一般报检

出境一般报检是指已具备出口条件的法定检验检疫出境货物的货主或其代理人,持有关单证向产地检验检疫机构申请检验检疫以取得出境放行证明及其他证单的报检。

2. 报检的时限和地点要求

1）报检的时限

出境货物最迟应在出口报关或装运前 7 天报检,对于个别检验检疫周期较长的货物,应留有相应的检验检疫时间。

需隔离检疫的出境动物在出境前 60 天预报,隔离前 7 天报检。

2）报检的地点

法定检验检疫货物,除活动物需由口岸检验检疫机构检验检疫外,原则上实施产地检验检疫。

3. 出境货物报检应提供的证单

出境货物报检时,应填写《出境货物报检单》,并提供外贸合同或销售确认书或订单、信用证、有关函电;生产经营部门出具的厂检结果单原件,装箱单;检验检疫机构签发的《出境货物运输包装性能检验结果单》(正本)。

凭样成交的,须提供样品。

经预检的货物,在向检验检疫机构办理换证放行手续时,应提供该检验检疫机构签发的《出境货物换证凭单》(正本)。

产地与报关地不一致的出境货物,在向报关地检验检疫机构申请《出境货物通关单》时,应提交产地检验检疫机构签发的《出境货物换证凭单》(正本)。

出口危险货物时,必须提供《出境货物运输包装性能检验结果单》(正本)和《出境危险货物运输包装使用鉴定结果单》(正本)。

预检报检的,还应提供货物生产企业与出口经营企业签订的贸易合同。尚无合同的,须在报检单上注明检验检疫的项目和要求。

按照检验检疫的要求,提供相关其他特殊单证。

4. 出境货物报检应申领的证单

产地与报关地一致的出境货物,在报检时应申领《出境货物通关单》。

产地与报关地不一致的出境货物,在产地报检时应申领《出境货物换证凭单/条》;在报关地换证报检时应申领《出境货物通关单》。

对于我国与其他国家签有 WTO/TBT 协议、SPS 协议或其他相关协议的,按照协议约定申领相关检验检疫证书。

进口国官方要求提供检验检疫证书的,按照进口国要求申领相关格式检验检疫证书。

买卖双方在合同里约定由官方检验检疫机构签发证书的,按照合同规定申领相关检验检疫证书。

对于需凭检验证书结汇的大宗商品,按照相关要求申领《重量/数量证书》或其他相关证书。

(二)实训操作要点

出境一般报检的操作要点如下:

(1)出境货物的货主或其代理人准备好报检所需各项单证。

(2)货主或其代理人,持有关单证向产地检验检疫机构申请报检。

(3)产地检验检疫机构报检审核报检资料,受理后预约检验检疫时间及地点。

(4)商品检验合格后签发《出境货物通关单》。

(5)货主或其代理人持通关单向产地海关报检,完成通关手续后放行。

出境一般报检流程如右图所示。

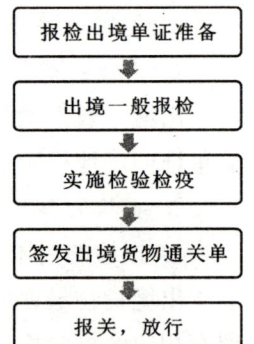

出境一般报检流程图

二、实训操作案例

(1)【业务操作背景】 2011 年 1 月 8 日,深圳联贸进出口有限公司与加拿大 DOLONG 公司签订合同,约定于 2011 年 3 月 23 日前由深圳联贸进出口有限公司向该公司出口运动鞋(商品编码 6402190090,检验检疫类别/N),装运港为深圳港,卸货港为 EDMONTON,

CANADA。

【要求】　请根据上述信息分析货物出境报检流程。

货物出境报检流程表一

序号	操作地区	流　　程
1	深圳	准备随附单据
2	深圳	报检单填制(自理)
3	深圳	申请出境一般报检,预约检验时间和地点
4	深圳	商检到工厂抽/采样
5	深圳	实验室检验
6	深圳	商检计/收费
7	深圳	签发出境货物通关单
8	深圳	向海关办理通关,合格放行

(2)**【业务操作背景】**　2010 年 12 月 20 日,广州鹤南陶瓷有限公司与美国 DOYOO 公司签订合同,约定于 2011 年 2 月 28 日前由广州鹤南陶瓷有限公司向该公司出口浴缸(商品编码 6910100000,检验检疫类别/N),装运港为广州港,卸货港为 BOSTON/MA, US。广州鹤南陶瓷有限公司委托广州中经得国际货运代理有限公司代理此票货物的通关事宜。

【要求】　请根据上述信息分析货物出境报检流程。

货物出境报检流程表二

序号	地区	流　　程
1	广州	准备随附单据
2	广州	委托报检
3	广州	报检单填制(代理)
4	广州	出境一般报检
5	广州	预约检验时间和地点
6	广州	抽/采样
7	广州	实验室检验
8	广州	计/收费
9	广州	签发出境货物通关单
10	广州	报关,装运出境

三、能力迁移训练

(1)**【业务操作背景】**　2011 年 1 月 10 日,广州永乐玩具厂和意大利 PENTIN 有限公司签订合同,约定于 2011 年 3 月 30 日前广州永乐玩具厂向意大利 PENTIN 有限公司出口智力玩具(商品编码 9503006000,检验检疫类别 L. M/N)。成交方式为 CIF,装运港为广州港,卸货港为 Trapani，Italy。永乐玩具厂委托龙通报检行报检。

【要求】 请根据上述信息分析货物出境报检流程。

货物出境报检流程表三

序号	地区	流　　程
1		
2		
3		
4		
5		
6		
7		
8		
9		
10		

　　(2)【业务操作背景】 2010 年 09 月 1 日,连云港瑞津观赏动植物园艺工程有限公司与日本富士观赏鱼养殖中心签订合同,约定于 2010 年 10 月 15 日前由连云港瑞津观赏动植物园艺工程有限公司向其出口一批观赏用红龙鱼(编码为 0301100020,为法检商品),成交方式为 FOB,装运港为连云港港,卸货港为 OSAKA,JAPAN,货物最终目的地为大阪。连云港瑞津观赏动植物园艺工程有限公司委托连云港宇鹏国际进出口有限公司代理本票货物的报检报关。

【要求】 请根据上述信息分析货物出境报检流程。

货物出境报检流程表四

序号	地区	流　　程
1		
2		
3		
4		
5		
6		
7		
8		
9		
10		
11		

任务四　出境货物换证报检

一、实训操作指南

（一）实训操作原理

出境货物的产地如果与出境口岸地点不同，则检验检疫工作分别由产地商检和出境口岸商检管辖，在出境口岸的报检称为出境换证报检。

出境换证报检是指经产地检验检疫机构检验检疫合格的法定检验检疫出境货物的货主或其代理人，持产地检验检疫机构签发的《出境货物换证凭单》或换证凭条向报关地检验检疫机构申请换发《出境货物通关单》的报检。报关地检验检疫机构按照国家质检总局规定的抽查比例进行查验。

《出境货物换证凭单》及《出境货物换证凭条》样本参见第 34 页和第 35 页。

（二）实训操作要点

出境换证报检的操作要点如下：

（1）出境货物的货主或其代理人准备好报检所需各项单证。

（2）货主或其代理人，持有关单证向产地检验检疫机构申请报检。

（3）产地检验检疫机构报检审核报检资料，受理后预约检验检疫时间及地点。

（4）商品实施检验合格后签发《出境货物换证凭单》；如果是电子报检方式则签发《出境货物换证凭条》。

（5）货物运送到出境口岸后，货主或代理人持产地检验检疫机构签发的《出境货物换证凭单》或《出境货物换证凭条》向出境口岸检验检疫机构申请换发《出境货物通关单》，并接受货物查验。

（6）货主或其代理人持通关单向出境口岸海关报检，完成通关手续后放行出境。

出境换证报检流程图如下。

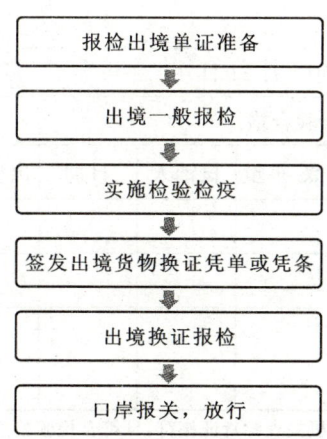

出境换证报检流程图

《出境货物换证凭单》和《出境货物换证凭条》如下。

中华人民共和国出入境检验检疫
出境货物换证凭单

类别：一般报检 编号：3400000202000368

发货人	世格国际贸易有限责任公司		标记及号码
收货人	***		H & M
品名	化纤女上衣		S/C NO. :
H.S.编码	6202.9390		ORDER NO. :
报检数/重量	－2593－件		COL/SIZE BREAKDOWN:
包装种类及数量	纸箱－201－		CTN NO. :
			CTN NO. IN TOTAL:
申报总值	－25930－美元		MADE IN CHINA
产地	南通	生产单位（注册号）	南通友谊服装厂
生产日期	2012/11	生产批号	***
包装性能检验结果单号	320100381005836	合同/信用证号	DSSC0107976/ ***
		运输工具名称及号码	船舶
输往国家或地区	加拿大	集装箱规格及数量	*** ***
发货日期	2012/11	检验依据	其他标准（包括合同、信用证等）

检验检疫结果	根据发货人的申请及要求出具换证凭单，我局检验人员对本批货物根据 SN/T0553—96 抽样标准随机抽取 2 箱/14 件，依据 DSSC0107976 号合同进行检验，结果如下： 规　　格：10，12，14，16，18，20。 款　　式：KA-173B。 颜　　色：BLACK。 箱　　号：1-18。 品　　质：符合 DSSC0107976 号合同规定。 评定意见：符合 DSSC0107976 号合同规定。
	签字：张亮 　　　　　　　　　　　　日期：2012 年 11 月 22 日
本单有效期	截止于 2013 年 5 月 21 日
备注	纺织品标识查验合格。

分批出境核销栏	日期	出境数/重量	结存数/重量	核销人	日期	出境数/重量	结存数/重量	核销人

说明：1. 货物出境时，经口岸检验检疫机关查验货证相符，且符合检验检疫要求的予以签发通关单或换发检验检疫证书；2. 本单不作为国内贸易的品质或其他证明；3. 涂改无效。

出境货物换证凭条

转 单 号	321400210003814T　5367		报 检 号	321400210003289
报检单位	张家港远大纺织有限公司			
品　　名	羊毛纱线			
合 同 号	YD201208012		H. S. 编码	5107200000
数（重）量	22 046 磅	包装件数　501 箱	金　额	85 979.40 美元

评定意见：

　　贵单位报检的该批货物，经我局检验检疫，已合格。请执此单到上海局本部办理出境验证业务。本单有效期截止于 2012 年 09 月 15 日。

张家港局本部 2012 年 08 月 25 日

二、实训操作案例

（1）【业务操作背景】　2010 年 4 月 16 日，广州瑞达食品进出口有限公司与加拿大 CAL 有限公司签订合同，约定于 2010 年 6 月 30 日前广州瑞达食品进出口有限公司向加拿大 CAL 有限公司出口栗仁（商品编码 2008199100，检验检疫类别 P. R/Q. S）。货源供应公司为江西南昌大成板栗生产有限公司。装运港为广州港，卸货港为 EDMONTON，CANADA（自理电子报检）。

【要求】　请根据上述信息分析货物出境报检流程。

货物出境报检流程表五

序号	地区	流　　程
1	南昌	准备随附单据
2	南昌	报检单填制（自理电子报检）
3	南昌	出境一般报检
4	南昌	预约检验时间和地点
5	南昌	抽/采样
6	南昌	实验室检验
7	南昌	计/收费
8	南昌	签发出境货物换证凭条
9	广州	出境换证报检
10	广州	现场查验
11	广州	计/收费
12	广州	广州商检签发出境货物通关单
13	广州	广州海关报关，放行

（2）【业务操作背景】 2010年3月18日,山西太原日安煤矿与日本三井株式会社签订合同,约定于2010年5月31日前山西太原日安煤矿向日本三井株式会社出口无烟煤(商品编码2701110010,检验检疫类别M/N),双方凭CIQ出具的《重量证书》结汇。装运港为秦皇岛,卸货港为日本神户。山西太原日安煤矿委托报检行代理报检。

【要求】 请根据上述信息分析货物出境报检流程。

货物出境报检流程表六

序号	地区	流　程
1	太原	准备随附单据
2	太原	委托报检
3	太原	报检单填制(代理)
4	太原	出境一般报检
5	太原	预约检验时间和地点
6	太原	抽/采样
7	太原	实验室检验
8	太原	计/收费
9	太原	签发出境货物换证凭单、重量证书
10	秦皇岛	出境换证报检
11	秦皇岛	现场查验
12	秦皇岛	计/收费
13	秦皇岛	签发出境货物通关单
14	秦皇岛	向秦皇岛海关报检,放行出境

三、能力迁移训练

（1）【业务操作背景】 2011年1月4日,山东济南苹安进出口贸易有限公司(SHANDONG PINGAN IMPORT AND EXPORT CO. LTD)与日本东京明锐进出口有限公司(MINGRUI IMPORT & EXPORT CO. LTD)签订合同,约定于2011年3月30日前由山东济南苹安进出口贸易有限公司向日本东京明锐进出口有限公司出口一批鲜苹果(APPLES)(编码为HS0808100000,为法检商品),成交方式为CIF,装运港为QINGDAO,CHINA,卸货港为Yokohama。山东济南苹安进出口贸易有限公司委托山东海智货运代理有限公司代理本票货物的报检报关。

【要求】 请根据上述信息分析货物出境报检流程。

货物出境报检流程表七

序号	地区	流　　程
1		
2		
3		
4		
5		
6		
7		
8		
9		
10		
11		
12		
13		
14		
15		

（2）【业务操作背景】　2010 年 11 月 18 日，苏州思琪进出口贸易有限公司(Import & Export Trading Co.，Ltd. Shanghai Siqi)与日本沃尔德进出口有限公司(Import & Export Co.，Ltd. of Japan Wald)签订合同，约定于 2010 年 12 月 17 日前由苏州思琪进出口贸易有限公司向日本沃尔德进出口有限公司出口一批女式貂皮外套(Ms. mink coat)（编码为 HS43031010，为法检商品），成交方式为 CIF，装运港为上海港，卸货港为 Osaka，Japan，货物最终目的地为大阪。

【要求】　请根据上述信息分析货物出境报检流程。

货物出境报检流程表八

序号	地区	流　　程
1		
2		
3		
4		
5		
6		
7		

（续表）

序号	地区	流　　程
8		
9		
10		
11		
12		
13		
14		
15		

项目三

出入境货物报检单填制

- 掌握入境报检单填制规范
- 掌握出境报检单填制规范
- 掌握主要报检随附贸易单证
- 根据案例提供单证资料进行报检单填制

案例导入

　　江苏常州某企业生产一种名称为低压电子电器开关的货物,其 H. S. 编码为8536500000,《法检目录》要求的数量单位是"个",生产企业对外签订合同时采用"只"作为成交单位,并用"只"作为数量单位报检,成功报检后,常州局开出《出境货物换证凭条》,电子转单信息正常转达上海口岸局后,口岸局却无法提取数据打印通关单。

　　企业在填制报检单数量/重量一栏时,要注意计量单位和成交单位的区别,计量单位指的是《法检目录》中规定的单位。成交单位指的是买卖双方签合同时使用的计价单位。成交单位与第一计量单位不一致时,要填制第一计量单位。

　　商检局受理企业报检界面,有一个叫标准量的窗口。这个窗口是根据 H. S. 编码和报检输入信息系统自动填充的,如果数量或重量没有按照 H. S. 编码对应要求,即第一计量单位输入,标准量就会跳错。这个错误在受理报检、检验拟稿和检务出单中一般不易被发现,而且电子转单信息也能够顺利转至口岸局。但是,由于这一错误的存在,口岸局有时无法提取数据,或者提取的数据出现错误。

任务一　入境货物报检单填制

一、实训操作指南

　　报检单填制是办理报检手续最基础的工作,同时也是非常重要的一个环节。根据法律法规规定，有关当事人应如实向检验检疫机构申报，《出/入境货物报检单》内容必须真实、清楚、准确、齐全。报检单中所申报的各项内容必须与实际进出口货物相符，特别是货物的名称、规格型号、价格、数（重）量、原产国等内容必须真实。

报检单填制看起来非常简单，但是在实际业务中，许多报检员在填制报检单时往往会出现这样或那样的错误或者填制不规范。报检单填制中一个小的错误或不规范都可能会对检验检疫工作产生影响，给检验检疫机构的审单、施检、出证等工作带来不必要的麻烦，从而导致进出口工作延误或终止，甚至带来巨大经济损失。因此，有必要严格按照规范制作报检单，仔细核对，保证报检单各项内容填写正确。

（一）实训操作原理

《入境货物报检单》填制规范如下：

报检单所列各项内容应填写完整、准确、清晰、不得涂改，中英文内容应一致，报检单位应填写单位的全称并加盖单位印章。

（1）编号：由检验检疫机构报检受理人员填写，前6位为检验检疫机构代码，第7位为报检类代码，第8、第9位为年代码，第10位至第15位为流水号。

（2）报检单位登记号：报检单位在检验检疫机构备案或注册登记的代码。

（3）联系人：报检人员姓名。电话：报检人员的联系电话。

（4）报检日期：检验检疫机构实际受理报检的日期，由检验检疫机构受理报检人员填写。

（5）收货人：外贸合同中的收货人，应中英文对照填写。

（6）发货人：外贸合同中的发货人。

（7）货物名称（中/外文）：本批货物的品名，应与进口合同、发票名称一致，如为废旧货物应注明。

（8）H.S.编码：本批货物的商品编码。以当年海关公布的商品税则编码分类为准。

（9）原产国（地区）：本批货物的生产、开采或加工制造的国家或地区。对经过几个国家或地区加工制造的货物，以最后一个对货物进行实质性加工的国家或地区作为该货物的原产国。同一批货物的原产地不同的，应当分别填报原产国（地区）。退运货物原产国填制为"中国"。在保税区（含保税港区、监管仓库）或加工区进行了实质性加工的货物出区输往国内时，原产国填制为"中国"。

（10）数/重量：应与合同、发票或报关单上所列的货物数/重量一致，并应注明数重量单位；重量一般填写"净重"。填制数重量时，对于H.S.编码对应的第一计量单位必须输入；第一计量单位填制完毕后，可以同时填制另一项数/重量。

（11）货物总值：应填报同一项号下进出口货物实际成交的价格，填写入境货物的总值及币种，应与合同、发票或报关单上所列的货物总值一致；对于非贸易性进出口货物等没有合同、发票情况的，按报关价填制。

（12）包装种类及数量：货物实际运输包装的种类及数量，应注明包装材质。

（13）运输工具名称号码：本批货物国际运输的运输工具的名称和号码。

(14) 合同号：对外贸易合同、订单或形式发票的号码。

(15) 贸易方式：该批货物进口的贸易方式。

(16) 贸易国别（地区）：外贸合同的卖方所在国家或地区。

(17) 提单/运单号：货物海运提单号、空运单号或铁路运单号。该号码必须与运输部门的载货清单所列相应内容（包括数字、英文大小写、符号、空格等）一致。转船运输的，一般应填写最终航程的提（运）单号。

(18) 到货日期：进口货物到达口岸的日期；日期为8位数字，顺序为年（4位）、月（2位）、日（2位）。

(19) 启运国家（地区）：进口货物起始发出直接运抵我国的国家或地区，或者在运输中转国（地区）未发生任何商业性交易的情况下运抵我国的国家或地区。从中国境内保税区、出口加工区入境的，填制"保税区"或"出口加工区"。

(20) 许可证/审批号：需办理进境许可证或审批的货物应填写有关许可证号或审批号。

(21) 卸毕日期：货物在口岸的卸毕日期。日期为8位数字，顺序为年（4位）、月（2位）、日（2位）。

(22) 启运口岸：装运本批货物的交通工具起始发出直接运抵我国的口岸。货物从内陆国家陆运至他国海港口岸装船出运的，按第一海港口岸填制。从中国境内保税区、出口加工区入境的，填制"保税区"或"出口加工区"。

(23) 入境口岸：本批货物从运输工具卸离的第一个境内口岸。

(24) 索赔有效期至：对外贸易合同中约定的索赔期限，如60天；合同中未约定索赔有效期的，应注明"无索赔期"。

(25) 经停口岸：指货物随运输工具离开第一个境外口岸后，在抵达中国入境口岸之前所抵靠的发生货物（含集装箱）装卸的境外口岸。

(26) 目的地：指已知的进境货物在我国国内消费、使用地区或最终运抵的地点，一般应具体到县市行政区名称。对于同一县市行政区内有超过一个检验检疫机构的，应根据当地检验检疫机构的要求对目的地进行进一步细化。

(27) 集装箱规格、数量及号码：货物若以集装箱运输应填写集装箱的规格，数量及号码；数据应与提/运单一致。

(28) 合同订立的特殊条款以及其他要求：在合同中订立的有关检验检疫的特殊条款及其他要求应填入此栏；若没有可填"无"。

(29) 货物存放地点：货物进境后拟存放的地点，以便检验检疫机构顺利验货。

(30) 用途：本批货物的实际用途。根据实际情况，按照"用途代码表"选填种用或繁殖、食用、奶用、观赏或演艺、伴侣动物、实验、药用、饲用、介质土、食品包装材料、食品加工设备、食品添加剂、食品容器、食品洗涤剂、食品消毒剂、其他。对于选择"其他"的，应在报检单中手填具体的用途。

(31) 随附单据：按实际在随附单据种类前"□"上划"√"或补填。

(32) 标记及号码：货物的运输标志，应填标记号码（唛头）中除了图形以外的所有文字和数字,应与合同、提单、发票和货物实际状况保持一致。若没有标记号码则填"N/M",不能填制"＊＊＊"。

（33）外商投资财产:由检验检疫机构报检受理人员填写;但企业通过申报系统填制报检单及发送电子数据时,可以在此项中选择"是"或"否"。由于检验检疫机构已不再强行强制性的价值鉴定工作,因此,企业一般选择"否"。

（34）签名:由负责本批货物报检的报检人员手签或盖章;不得打印。

（35）检验检疫费:由检验检疫机构计费人员核定费用后填写。

（36）领取证单:报检人在领取检验检疫机构出具的有关检验检疫证单时填写实际领证日期并签名。

（二）实训操作要点

入境报检单填制时特别关键、出错容易造成较大损失的项目包括如下六个。

1. 货物名称

货物名称是指国际贸易缔约双方同意买卖的货物的名称。货物名称一般取自货物主要用途、主要成分、主要材料或者其制作工艺、外观等。

"货物名称"栏填写本批货物品名及规格,首先应与合同、发票所列一致。在实践操作中容易出现的错误往往是名称不规范,要注意从其主要用途、主要材料、主要成分或者货物的外观、制作工艺上出发,尽量选取国际上通行的名称。货物的具体特性应在货物的名称中得到反映,名称不得笼统,也不得使用与客户约定的代码。

例如,某企业进口食品添加剂的英文名是"NON-DAIRY CREAMER",但被翻译成"奶精",易让人误认为该商品是牛奶的提纯物,为避免误解,最好将其译为规范的品名"植脂末",这样就更符合商品的实际情况。

2. H. S. 编码

H. S. 编码应填写所报检货物的8位税则号列,以及第9、第10位附加编号。此编码以海关公布的最新的商品税则编码分类为准。H. S. 编码应与货物报关时申报的编码一致。填制 H. S. 编码时,应注意编码的新旧问题,一般每年年初海关都会对部分编码进行一次较大的调整,之后还有可能对个别编码再进行调整。在填制报检单时,如果填制了旧编码,将会造成电子通关数据在通关单联网核查时未能在海关正常申报。

有些单位为逃避商品所需的检疫,就改用类似商品中非法检的编码名称申报进出口,但未经检疫合格的产品存在很大的疫病疫情隐患,一旦被查出害虫等疫病疫情,轻则退运,重则销毁,不仅给出口企业带来很大经济损失,甚至引发国家之间的贸易争端。报检员应对该行为可能导致的严重后果引起足够的重视。

3. 数/重量

"数/重量栏"应填写本批货物的数/重量,注明数/重量单位,应与合同、发票或报关单所列一致。重量一般填写净重。填制数/重量时,对于 H. S. 编码对应的第一计量单位必须输入,且不得对计量单位进行修改。第一计量单位输入后可以同时填制另一项数/重量。

商检局受理企业报检界面,有一个叫标准量的窗口。这个窗口是根据 H. S. 编码和报检输入信息系统自动填充的,如果数量或重量没有按照 H. S. 编码对应要求,即第一计量单位输入,标准量就会跳错。由于这一错误的存在,转单时口岸局有时无法提取数据,或者提取的数据出现错误导致报检无法顺利完成。此外数量、重量的填写错误也会带来报检报关受阻而需要变更等麻烦,如果是故意报错更是属于逃漏检验费,将遭受相关行政处罚。

4. 包装种类及数量

商品的包装是指捆扎和包裹用的内部或外部包装和捆扎物的总称。一般情况下,应以提运单或装箱单所显示的货物处于运输状态时的最外层包装即运输包装作为"包装种类"申报,并计算相应的包装件数。

实践中应该特别注意的是要注明包装的材质。因特定的包装如木质包装有相关的检验检疫要求,如果包装不符合检验检疫要求可能导致进出口受阻。

5. 用途

"用途"栏应填写本批货物的用途。根据实际情况,依照"用途代码表"选择填写种用或繁殖、奶用、食用、伴侣动物、观赏或演艺、药用、饲用、介质土、实验、食品包装材料、食品添加剂、食品洗涤剂、食品加工设备、食品容器、其他。对于选择"其他"的,应在报检单中手填具体的用途。

对于各种用途的进口货物,报检时都有相关的特殊检验检疫及审批监管文件的要求,错误填报,会给后续检验检疫监管造成麻烦,也导致货物无法顺利通关,从而造成不必要的损失。

6. 合同、信用证订立的特殊条款以及其他要求

合同、信用证订立的检验检疫条款是指外贸合同或信用证中贸易双方对本批货物特别约定的有关质量、卫生等条款;其他要求是指报检单位对本批货物检验检疫的特别要求。

本项应把外贸合同或信用证中特别订立的有关质量、卫生等条款和报检单位对本批货物检验检疫的特别要求填写进去,有时开证行会因为提交的"植物检疫证书"上没有显示信用证号为由,造成单证不符而拒绝付款。

除了这些重要项目外,其他项目也应按照报检单的填制要求规范填制,各项内容填写正确,以便顺利完成报检工作。

二、实训操作案例

【业务操作背景】　2012 年 9 月 5 日,环球进出口公司的王明先生与日本 TOKYO IMPORT & EXPORT CORPORATION 佐藤社长签订进口合同,购买一批扳手(H. S. 编码 8204110000)。货物在 2012 年 10 月 2 日到达上海口岸,随附单据有采购合同、发票、装箱单、提单、进口许可证等,申请货物入境报检,由报检员李燕负责填写出境货物报检单。

(1)采购合同如下。

环球进出口公司

HUANQIU IMPORT & EXPORT CORPORATION

1321 ZHONGSHAN ROAD SHANGHAI CHINA

PURCHASE CONTRACT

TEL：021-56082277
FAX：021-56082265

P/C NO.：TX201223
DATE：AUG. 20，2009

买 方：
The Buyer： HUANQIU IMPORT & EXPORT CORPORATION
1321 ZHONGSHAN ROAD SHANGHAI CHINA
TEL：021-56082266 FAX：021-56082265

卖 方：
The Seller： TOKYO IMPORT & EXPORT CORPORATION
82-324 OTOLI MACHI TOKYO, JAPAN

TEL：028-548-742 FAX：028-548-743

The Seller and the Buyer have confirmed this Contract with the terms and conditions stipulated below.

DESCRIPTIONS OF GOODS	QUANTITY	UNIT PRICE	AMOUNT
WRENCH		FOB TOKYO	
HEX DEYS WRENCH		USD 10. 00	USD 10 000. 00
DOUBLE RING OFFSET WRENCH	1 000 SET	USD 10. 00	USD 15 000. 00
COMBINATION WRENCH	1 500 SET	USD 20. 00	USD 40 000. 00
ADJUSTABLE WRENCH	2 000 SET	USD 20. 00	USD 30 000. 00
	1 500 SET		

1. COUNTRY OF ORIGIN AND MANUFACTURER：TOKYO IMPORT & EXPORT CORPORATION
2. PACKING：PACKED IN 1 CARTON OF 100 SETS EACH.
3. LATEST DATE OF SHIPMENT：070920
4. PORT OF LOADING：TOKYO, JAPAN
5. PORT OF DESTINATION：SHANGHAI, CHINA
6. PAYMENT：IRREVOCABLE DOCUMENTARY CREIDT AT 60 DAYS AFTER SIGHT.
7. PARTIAL SHIPMENTS：ALLOWED
8. TRANSHIPMENT：NOT ALLOWED
9. INSURANCE：FOR 110 PERCENT OF THE INVOICE VALUE COVERING ALL RISKS AND WAR RISK BY THE BUYER
10. DOCUMENTS：THE SELLER SHALL PRESENT THE FOLLOWING DOCUMENTS TO THE PAYING BANK FOR NEGOTIATION：
    1) THREE COPIES OF SIGNED COMMERCIAL INVOICE INDICATING CONTRACT NUMBER.
    2) THREE COPIES OF PACKING LIST.
    3) TWO COPIES OF CERTIFICATE OF QUALITY /QUANTITY ISSUED BY MANUFACTURE .
    4) WITHIN 12 HOURS AFTER THE GOODS ARE COMPLETELY LOADED, THE SELLER SHALL FAX TO NOTIFY THE BUYER OF THE CONTRACT NUMBER, NAME OF COMMODITY, QUANTITY, GROSS WEIGHT, B/L NO. AND THE DATE OF DELIVERY.
11. INSPECTION AND CLAIMS：IF THE QUALITY/WEIGHT AND/OR THE SPECIFICATIONS OF THE GOODS SHOULD BE FOUND NOT IN LINE WITH THE CONTRACTED STIPULATIONS, OR SHOULD THE GOODS PROVE DEFECTIVE FOR ANY REASONS, INCLUDING LATENT DEFECT OR THE USE OF UNSUITABLE MATERIALS, THE BUYER WOULD ARRANGE AN INSPECTION TO BE CARRIED OUT BY THE INSPECTION BUREAU AND HAVE THE RIGHT TO CLAIM AGAINST THE SELLERS ON THE STRENGTH OF THE INSPECTION CERTIFICATE ISSUED BY THE BUREAU. ALL CLAIMS SHALL BE REGARDED AS ACCEPTED IF THE SELLERS FAIL TO REPLY WITHIN 30 DAYS AFTER RECEIPT OF THE BUYER'S CLAIM.

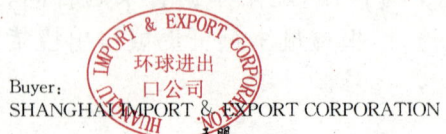

Buyer：
SHANGHAI IMPORT & EXPORT CORPORATION

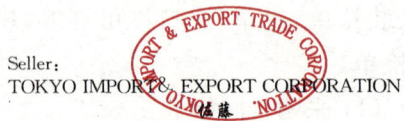

Seller：
TOKYO IMPORT & EXPORT CORPORATION

（2）进口货物许可证如下。

中华人民共和国进口货物许可证
IMPORT LICENCE THE PEOPLE'S REPUBLIC OF CHINA

1. 我国货物成交单位 Importer 环球进出口公司	编码 1368029168	3. 进口许可证编号 Licence No.	06-JZ5661168
2. 收货单位 Consignee	环球进出口公司	4. 许可证有效期 Validity	2013 年 8 月 15 日
5. 贸易方式 Terms of trade	一般贸易	8. 进口国家（地区） Country of destination	日本
6. 外汇来源 Terms of foreign exchange	购汇	9. 商品原产地 Country of origin	日本
7. 到货口岸 Port of destination	上海	10. 商品用途 Use of commodity	自营内销
唛头—包装件数 Marks & numbers—number of packages		SHIE SHANGHAI C/NO. 1-60	
商品名称 Description of commodity 扳手		商品编码 Commodity No.	8204.1100

13. 商品规格、型号 Specification	单位 Unit	14. 数量 Quantity	15. 单价（USD） Unit price	16. 总值（USD） Amount	17. 总值折美元 Amount in USD
HEX DEYS WRENCH	套	1 000	10.00	10 000.00	10 000.00
DOUBLE RING OFFSET WRENCH	套	1 500	10.00	15 000.00	15 000.00
COMBINATION WRENCH	套	2 000	20.00	40 000.00	40 000.00
ADJUSTABLE WRENCH	套	1 500	20.00	30 000.00	30 000.00
18. 总计 Total		6 000		95 000.00	95 000.00

19. 备注 Supplementary details	20. 发证机关盖章 Issuing authority's stamp & signature　　进口许可证专用章 上 海 发证日期 Date 　2012 年 8 月 15 日

商务部监制　　　　　　　　　　　　　　　　　　本证不得涂改，不得转让

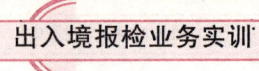

（3）装箱单如下。

环球进出口公司
HUANQIU IMPORT & EXPORT CORPORATION
1321 ZHONGSHAN ROAD SHANGHAI CHINA

PACKING LIST

TEL：0512-6578876

FAX：0512-6578877

E-mail：LUZHENSH@163.COM

TO：FUJIYAMA TRADING CORPORATION

121，KAWARA MACH OSAKA JAPAN

INVOICE NO.：XH051111

DATE：SEP. 02，2012

S/C NO.：TXT07081

SHIPPING MARK

N/M

CASE NO.	GOODS DESCRIPTION & PACKING	QUANTITY (PCS)	G. W (KGS)	N. W (KGS)	MEAS (M³)
	DOUBLE OPEN END PANNER				
1~600	8×10MM(MTM)	60 000	1 200	1 080	12
601~1 400	10×12MM(MTM)	80 000	2 000	1 760	8
	PACKED IN 1 400 CARTONS OF 100 PCS EACH(ONE 20′ CONTAINER)				
TOTAL：		140 000	3 200	2 840	20

SAY TOTAL：ONE THOUSAND FOUR HUNDRED CARTONS ONLY.

SHANGHAI IMPORT & EXPORT TRADING CORPORATION

张玲

（4）商业发票如下。

TOKYO IMPORT & EXPORT CORPORATION
82-324 OTOLI MACHI TOKYO, JAPAN
TEL:028-548-742　FAX:028-548-743

COMMERCIAL INVOICE

HUANQIU IMPORT & EXPORT CORPORATION 1321 ZHONGSHAN ROAD SHANGHAI CHINA TEL:021-56082266　FAX:021-56082265

INVOICE NO.　TIEX060930
DATE：SEP. 10, 2012
PAYMENT TERMS： 60 DAYS AFTER SIGHT L/C

MARKS：　TITC

TX200523

SHANGHAI

C/NO. 1-60

SHIPPED FROM	SHIPPED TO	VESSEL/VOYAGE NO.		
TOKYO	SHANGHAI	COSCO V. 861		
DESCRIPTION		QUANTITY （SET）	PRICE PER SET （USD）	TOTAL AMOUNT （USD）
WRENCH			FOB TOKYO	
HEX DEYS WRENCH		1 000	USD 10.00	USD 10 000.00
DOUBLE RING OFFSET WRENCH		1 500	USD 10.00	USD 15 000.00
COMBINATION WRENCH		2 000	USD 20.00	USD 40 000.00
ADJUSTABLE WRENCH		1 500	USD 20.00	USD 30 000.00
L/C NO. : XUT17345				USD 95 000.00
P/C NO. : TX200523				
PACKING：				
PACKED IN ONE CARTON OF 100 SETS EACH				

SAY U. S. DOLLARS NINETY FIVE THOUSAND ONLY

TOKYO IMPORT & EXPORT CORPORATION

【要求】 请根据以上资料及随附单据填写入境货物报检单，准备申请报检。

中华人民共和国出入境检验检疫
入境货物报检单

报检单位（加盖公章）：

报检单位登记号：1880298666　　联系人：李燕　电话：56082234

* 编号：＿＿＿＿＿＿＿＿＿

报检日期：2012 年 10 月 4 日

收货人	（中文）	环球进出口公司	企业性质（划"√"）	☑合资 □合作 □外资
	（外文）	HUANQIU IMPORT & EXPORT CORPORATION		
发货人	（中文）	东京进出口公司		
	（外文）	TOKYO IMPORT & EXPORT CORPORATION		

货物名称（中/外文）	H.S.编码	产地	数/重量	货物总值	包装种类及数量
扳手 WRENCH	8204110000	日本	6 000 SETS	95 000.00 美元	60 箱

运输工具名称及号码			COSCO V. 861		合同号	TX201223
贸易方式	一般贸易	贸易国别（地区）	日本	提单/运单号		EX060511
到岸日期	2012.10.2	启运国家（地区）	日本	许可证/审批号		06-JZ5661168
卸毕日期	2012.10.2	启运口岸	东京	入境口岸		吴淞海关
索赔有效期至	2013.10.24	经停口岸		目的地		上海

集装箱规格、数量及号码	

合同订立的特殊条款 以及其他要求		货物存放地点	上海逸仙路 5 号
		用　途	自营内销

随附单据（划"√"或补填）		标记及号码	* 外商投资财产（划"√"）	□是　否
☑ 合同　☑ 到货通知		TITC TX201223 SHANGHAI C/NO. 1-60	* 检验检疫费	
☑ 发票　☑ 装箱单				
☑ 提/运单　□ 质保书			总金额（人民币元）	
□ 兽医卫生证书　□ 理货清单				
□ 植物检疫证书　□ 磅码单			计费人	
□ 动物检验证书　□ 验收报告				
□ 卫生证书　□				
□ 原产地证			收费人	
☑ 许可/审批文件				

报检人郑重声明： 1. 本人被授权报检。 2. 上列填写内容正确属实。　　　　签名：李燕	领取证单	
	日期	
	签名	

注：有"*"号栏由出入境检验检疫机关填写　　　　◆ 国家出入境检验检疫局制

三、能力迁移训练

【业务操作背景】　南京唐朝纺织服装有限公司从加拿大(国家代码:501)蒙特利尔(港口代码:3042)进口的货物 2013 年 4 月 17 日抵达上海港,公司于 4 月 15 日填制进口货物报检单,向上海出入境检验检疫局(口岸代码:2200)进行申报。

相关资料如下:

公司名称:南京唐朝纺织服装有限公司

地址:南京市管家桥 85 号华荣大厦 2901 室

邮编:210005

联系电话:025-4715004

报检员:李燕

船名:Volendam

航次:Voy. 7524

提单号:782-02458690

进口许可证号:CT88661182569

贸易方式:一般贸易,代码(0110)

运输方式:江海运输

征免性质:一般征税,代码(101)

币制:美元,代码(502)

征免方式:照章征税

商品中文名称及规格:女式全棉上衣,100％棉,40SX20/140X60

商品编号:62043200.90

数量:2 550 件

包装:每 30 件装一纸箱

商品用途:外贸自营内销

【要求】　请根据以上资料及下面随附单据填制报检单。

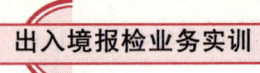
ISSUER FASHION FORCE CO. , LTD. P. O. BOX 8935 NEW TERMINAL, ALTA, VISTAOTTAWA, CANADA	商业发票 COMMERCIAL INVOICE	
TO NANJING TANG TEXTILE GARMENT CO. , LTD. HUARONG MANSION RM2901 NO. 85 GUANJIAQIAO, NANJING 210005, CHINA	NO. NT01FF004	DATE Mar. 9, 2013
TRANSPORT DETAILS SHIPMENT FROM MONTREAL TO SHANGHAI BY VESSEL	S/C NO. F01LCB05127	L/C NO. 63211020049
	TERMS OF PAYMENT L/C AT SIGHT	

Marks and Numbers	Number and kind of package Description of goods	Quantity	Unit Price USD	Amount
FASHION FORCE F01LCB05127 CTN NO. SHANGHAI MADE IN CANADA	CIF SHANGHAI, CHINA LADIES COTTON BLAZER (100% COTTON, 40SX20/140X60)	2 550 PCS	USD 12. 80	USD 32 640. 00
	Total: 2 550 PCS			USD 32 640. 00

SAY TOTAL: USD THIRTY TWO THOUSAND SIX HUNDRED AND FORTY ONLY

SALES CONDITIONS: CIF SHANGHAI/CHINA
SALES CONTRACT NO. : F01LCB05127
LADIES COTTON BLAZER (100% COTTON, 40S×20/140×60)

STYLE NO.	PO NO.	QTY/PCS	USD/PC
46-301A	10337	2550	12. 80

PAKAGE.	N. W.	G. W.
85 CARTONS	17 KGS.	19 KGS

TOTAL PACKAGE: 85 CARTONS
TOTAL MEAS: 21. 583 CBM

FASHION
FORCE CO. , LTD.
Andy Burns

中华人民共和国出入境检验检疫
入境货物报检单

报检单位(加盖公章)：   * 编号：_____

报检单位登记号：   联系人：   电话：   报检日期： 年 月 日

收货人	(中文)	企业性质(划"√")		□合资 □合作 □外资		
	(外文)					
发货人	(中文)					
	(外文)					

货物名称(中/外文)	H.S.编码	产地	数/重量	货物总值	包装种类及数量

运输工具名称及号码			合同号	
贸易方式		贸易国别(地区)	提单/运单号	
到岸日期		启运国家(地区)	许可证/审批号	
卸毕日期		启运口岸	入境口岸	吴淞海关
索赔有效期至		经停口岸	目的地	上海

集装箱规格、数量及号码				
合同订立的特殊条款以及其他要求		货物存放地点	上海逸仙路5号	
		用 途	自营内销	

随附单据(划"√"或补填)		标记及号码	* 外商投资财产(划"√")	□是 否
□ 合同	□ 到货通知		* 检验检疫费	
□ 发票	□ 装箱单			
□ 提/运单	□ 质保书		总金额 (人民币元)	
□ 兽医卫生证书	□ 理货清单			
□ 植物检疫证书	□ 磅码单			
□ 动物检验证书	□ 验收报告		计费人	
□ 卫生证书	□			
□ 原产地证				
□ 许可/审批文件			收费人	

报检人郑重声明： 1. 本人被授权报检。 2. 上列填写内容正确属实。 签名：_____	领取证单	
	日期	
	签名	

注：有"＊"号栏由出入境检验检疫机关填写   ◆ 国家出入境检验检疫局制

任务二　出境货物报检单填制

一、实训操作指南

（一）实训操作原理

《出境货物报检单》填制规范如下：

报检单位应加盖公章，并准备填写本单位在检验检疫机构备案或注册登记的代码。所列各项内容必须完整、准确、清晰、不得涂改。

（1）编号：由检验检疫机构报检受理人员填写，前6位为检验检疫机构代码，第7位为报检类代码，第8、第9位为年代码，第10位至第15位为流水号。

（2）报检单位登记号：填写报检单位在检验检疫机构备案或注册登记的代码。

（3）联系人：填写报检人员姓名。电话：报检人员的联系电话。

（4）报检日期：填写检验检疫机构实际受理报检的日期，由检验检疫机构受理报检人员填写。

（5）发货人：按不同情况填写。预检报检的，可填写生产单位；出口报检的，应填写外贸合同中的卖方或信用证受益人。

（6）收货人：按合同、信用证中所列买方名称填写。

（7）货物名称：按合同、信用证上所列名称及规格填写；如为废旧货物应注明。

（8）H.S.编码：按《协调商品名称及编码制度》中所列编码填写，以当年海关公布的商品税则编码分类为准。

（9）产地：填写省、市、县名。填制时，一般应具体到县市行政区名称。对于同一县市行政区内有超过一个检验检疫机构的，应根据当地检验检疫机构的要求对目的地进行进一步细化。对于经过几个地区加工制造的货物，以最后一个对货物进行实质性加工的地区作为该货物的产地。难以判定具体行政区名称的货物，如海洋资源，可填制为"中国"。进口货物复出口的，产地填制"境外"。

（10）数/重量：按实际申请检验检疫数/重量填写。注明数/重量单位，应与合同、发票或报关单上所列一致。重量一般填写"净重"。填制数/重量时，对于H.S.编码对应的第一计量单位必须输入；第一计量单位填制完毕后，可以同时填制另一项数/重量。

（11）货物总值：按合同或发票所列货物总值填写，需注明币种。

（12）包装种类及数量：填写本批货物实际运输包装的种类及数量，应注明包装材质。

（13）运输工具名称号码：装运本批货物进出境的运输工具的名称或运输工具编号，以及载运货物进出境的国际航次编号。出境货物在报检时，一般只能初步确定运输工具种类，对于运输工具名称和号码一般还无法确定。因此，在填制报检单时，可只对运输工具类别进行填制，如"船舶＊＊＊"。

（14）合同号：根据对外贸易合同填写，或填订单、形式发票的号码。

（15）信用证号：根据本批货物对应的信用证编号填写。对于不以信用证方式结汇的，应注明结汇方式，如"T/T"。

（16）贸易方式：填写该批货物出口的贸易方式。

（17）货物存放地点：应注明具体地点、厂库。

（18）发货日期：填写实际发货日期，应为 8 位数字，顺序为年（4 位）、月（2 位）、日（2 位）。

（19）输往国家（地区）：指出口货物离开我国关境直接运抵的国家或地区，或者在运输中转国（地区）未发生任何商业性交易的情况下最后运抵的国家或地区。此项应与报关单中"运抵国"一致，如不一致，会造成电子通关数据在通关单联网核查时无法在海关正常申报。出口到中国境内保税区、出口加工区的，填制"保税区"或"出口加工区"。

（20）许可证/审批号：填写须办理加工单位注册登记、备案登记等许可类手续的出境货物取得的相关许可证或审批的号码。

（21）生产单位注册号：指生产、加工本批货物的单位在检验检疫机构备案登记的 10 位编号。

（22）启运地：填写出境货物的报关地。

（23）到达口岸：填写货物抵达目的地停靠口岸名称。货物经海运至某口岸再陆运至最终收货地点的，按货物最终卸离船舶的口岸为到达口岸。

（24）集装箱规格、数量及号码：货物若以集装箱运输应填写集装箱的规格、数量及号码。

（25）合同订立的特殊条款以及其他要求：在合同中订立的有关检验检疫的特殊条款及其他要求应填入此栏。若没有则填"无"。

（26）标记及号码：填写货物的标记号码，应与合同、发票等有关外贸单据保持一致。若没有标记号码则填"N/M"。

（27）用途：填写本批货物的实际用途。根据实际情况，按照"用途代码表"选填种用或繁殖、食用、奶用、观赏或演艺、伴侣动物、实验、药用、饲用、介质土、食品包装材料、食品加工设备、食品添加剂、食品容器、食品洗涤剂、食品消毒剂、其他。对于选择"其他"的，应在报检单中手填具体的用途。

（28）随附单据：按实际在随附单据种类前"□"上划"√"或补填。

（29）需要证单名称：根据所需由检验检疫机构出具的证单，在对应"□"上划"√"或补填，并注明所需正副本的数量。

（30）报检人郑重声明：由负责本批货物报检的报检人员手签或盖章。

（31）检验检疫费：由检验检疫机构计费人员核定费用后填写。

（32）领取证单：报检人在领取检验检疫机构出具的有关检验检疫证单时填写实际领证日期并签名。

（二）实训操作要点

出口报检单填制除了与进境报检单类似的六个重要项目要避免出错以外，还有如下两个项目一般要注意规范填写。

1. 标记及号码

标记及号码是运输标志的俗称，也称唛头。进口货物报检单上的标记及号码专指货物的运输标志。本栏填写应与合同、发票、装箱单和提单上的标记及号码保持一致。但报检单中填制的标记及号码只能包含文字和数字，不能包含图形，因为现在都是电子报检，图形不便于输入。若没有标记及号码，填"N/M"，不能填写"＊＊＊"。

在报检前应核对货物品种等相关信息，确认唛头信息无误。唛头张贴的部位、方向等细节均要做到严格规范，要注意纸箱（或外包装）尺寸与唛头大小的比例与平衡。同时要及时深入地关注和了解货物目的国对于出入境货物包装检验检疫的相关规定，及时规避贸易风险。

2. 需要证单名称

需要证单名称是指报检企业向检验检疫机构申请出具的证单。本栏应根据需要填写由检验检疫机构出具的证单，在证单名称前对应的小方框内打"√"，并注明所需证单的正副本数量，亦可补填所需的检验检疫机关可以出具的相关证单名称。

此处填写准确要求对出口货物的特殊检验要求以及进口国所需特定证书非常了解，如果没有经过检验并出具相关证书就可能在目的口岸导致货物被退运，造成重大损失。例如，2012年上海某企业出口家具至埃及，在报检时没有向商检局申请PSI（装运前检验证书）就通关出口，货物到达埃及时，因无法向客户提交PSI，货物在埃及海关不能清关，结果导致出口货物全部退运。

二、实训操作案例

【业务操作背景】 2013年8月12日，南京蓝星贸易公司填写出境货物报检单，随附合同、信用证、发票、箱单等申请报检，要求签发出境货物换证凭单与品质证书。出口商品为GOLF CAPS（高尔夫球帽），1 800打，20打装一箱，存放于工厂仓库。商品海关编码为59019091，用一个20尺集装箱装运，集装箱号为TEXU3605231。

【要求】 根据合同、信用证及下述提供资料，制作出境货物报检单，要求格式清楚、内容完整。

SALES CONTRACT

卖方（Sellers）：

NANJING LANXING CO., LTD.

ROOM 2501, JIAFA MANSTION, BEIJING WEST ROAD, NANJING

买方（Buyers）：
EAST AGENT COMPANY
3-72, OHTAMACHI, NAKA-KU, YOKOHAMA, JAPAN231

Contract

No.： 03TG28711

Date： JULY 22,2013

Signed at： NANJING

　　This Sales Contract is made by and between the Sellers and Buyers, whereby the sellers agree to sell and the buyers agree to buy the under-mentioned goods according to the terms and conditions stipulated below:

品名及规格 NAME OF COMMODITY & SPECIFICATION	单价 UNIT PRICE	数量 QUAN	金额及术语 AMOUNT & PRICE TERMS
H6-59940BS GOLF CAPS	CIF AKITA USD 8.10	1 800 DOZS	CIF AKITA USD 14 580.00

10% more or less both in amount and quantity allowed　　　　TOTAL　　　　USD 14 580.00

Packing:　　　　　　CARTON

Delivery :　　　　　　From NANJING to AKITA

Shipping Marks:　　　V.H

　　　　　　　　　　LAS PLAMS

　　　　　　　　　　C/NO.

Time of Shipment:　　Within ___30___ days after receipt of L/C. allowing transshipment and partial shipment.

Terms of Payment:　　By 100% Irrevocable Letter of Credit on favor of the Sellers to be available. By sight draft to be opened and to reach China before ___JULY 30, 2013___ and to remain valid for negotiation in China until the 15th days after the foresaid Time of Shipment.

　　　　　　　　　　L/C must mention this contract number L/C advised by BANK OF CHINA NANJING BRANCH.

　　　　　　　　　　TLX: 44U4K NJBC, CN. ALL banking Charges outside China (the mainland of China) are for account of the Drawee.

Insurance:　　　　　To be effected by Sellers for 110% of full invoice value covering ___F.P.A___ up to ___AKITA___

　　　　　　　　　　To be effected by the Buyers.

Arbitration　　　　　All disputes arising from the execution of or in connection with this contract shall be settled amicable by negotiation. In case of settlement can be reached through negotiation the case shall then be submitted to China International Economic & Trade Arbitration Commission. In Nanjing for arbitration in act with its sure of procedures. The arbitral award is final and binding upon both parties for setting the Dispute. The fee, for arbitration shall be borne by the losing party unless otherwise awarded.

THE SELLER: 徐永发　　南京蓝星贸易公司　合同专用章　　　THE BUYER: JOHN　EAST AGENT COMPANY

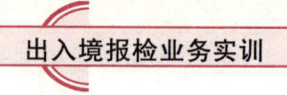
ISSUE OF DOCUMENTARY CREDIT

ISSUING BANK	METITABANKLED. , JAPAN
DOC. CREDIT NUMBER	LTR0505457
DATE OF ISSUE	030727
EXPIRY	DATE 030908 PLACE NANJING, CHINA
APPLICANT	EAST AGENT COMPANY 3-72, OHTAMACHI, NAKA-KU, YOKOHAMA, JAPAN231
BENEFICIARY	NANJING LANXING CO. , LTD. ROOM 2501, JIAFA MANSTION, BEIJING WEST ROAD, NANJING
AMOUNT	CURRENCY USD AMOUNT 14580.00
POS. /NEG. TOL. （%）	5/5
AVAILABLE WITH/BY	ANY BANK IN ADVISING COUNTRY BU NEGOTIATION
DRAFT AT ...	DRAFTS AT SIGHT FOR FULL INVOICE VALUE
PARTIAL SHIPMENTS	ALLOWED
TRANSSHIPMENT	ALLOWED
LOADING IN CHARGE	NANJING
FOR TRANSPORT TO	AKITA
SHIPMENT PERIOD	AT THE LATEST AUG. 30，2013
DESCRIPT. OF GOODS	1800 DOZS OF H6-59940BS GOLF CAPS，USD 8.10 PER DOZ AS PER SALES CONTRACT 03TG28711 DD 22,7,03 CIF AKITA
DOCUMENTS REQUIRED	* COMMERCIAL INVOICE 1 SIGNED ORIGINAL AND 5 COPIES * PACKING LIST IN 2 COPIES * FULL SET OF CLEAN ON BOARD, MARKED "FREIGHT PREPAID" AND NOTIFY APPLICANT（AS INDICATE ABOVE） * GSP CERTIFICATE OF ORIGIN FORM A, CERTIFYING GOODS OF ORIGIN IN CHINA, ISSUED BY COMPETENT AUTHORITIES * INSURANCE POLICY/CERTIFICATE COVERING F. P. A. OF PICC. INCLUDING WARWHOUSE TO WAREHOUSE CLAUSE UP TO FINAL DESTINATION AT AKITA, FOR AT LEAST 110 PCT OF CIF-VALUE. * SHIPPING ADVICES MUST BE SENT TO APPLICANT WITH 2 DAYS AFTER SHIPMENT ADVISING NUMBERE OF PACKAGES, GROSS & NET WEIGHT, VESSEL NAME, BILL OF LADING NO. AND DATE, CONTRACT NO. , VALUE.
PRESENTATION PERIOD	21 DAYS AFTER ISSUANCE DATE OF SHIPPING DOCUMENT
CONFIRMATION	WITHOUT
INSTRUCTIONS	THE NEGOTIATION BANK MUST FORWARD THE DRAFTS AND ALL DOCUMENTS BY REGISTERED AIRMAIL. DIRECT TO US IN TWO CONSECUTIVE LOTS, UPON RECEIPT OF THE DRAFTS AND DOCUMENTS IN ORDER, WE WILL REMIT THE PROCEEDS AS INSTRUCTED BY THE NEGOTIATING BANK.

该公司报检员李红缮制制作报检单如下:

中华人民共和国出入境检验检疫
出境货物报检单

报检单位(加盖公章):

报检单位登号:　　　　　　　联系人:李红　　　电话:　　　报检日期:2013 年 8 月 12 日

发货人	(中文)	南京蓝星贸易公司				
	(外文)	NANJING LANXING CO.,LTD.				
收货人	(中文)					
	(外文)	EAST AGENT COMPANY				
货物名称(中/外文)		H. S. 编码	产地	数/重量	货物总值	包装种类及数量
高尔夫球帽 H6-59940BS GOLF CAPS		5901909100	南京	1 800 打	USD 14 580.00	90 纸箱

运输工具名称号码	海运		贸易方式	一般贸易	货物存放地点	工厂仓库
合同号	03TG28711		信用证号	LTR0505457	用途	
发货日期	2013-08-12	输往国家(地区)	日本	许可证/审批号		
启运地	南京	到达口岸	秋田	生产单位注册号		
集装箱规格、数量及号码	1 X20′ TEXU3605231					

合同、信用证订立的检验检疫条款或特殊要求	标 记 及 号 码	随附单据(划"√"或补填)	
	V. H LAS PLAMS C/NO.	☑ 合同 ☑ 信用证 ☑ 发票 ☐ 换证凭单 ☑ 装箱单 ☐ 厂检单	☐ 包装性能结果单 ☐ 许可/审批文件 ☐ ☐ ☐ ☐

需要证单名称(划"√"或补填)				* 检验检疫费	
☑ 品质证书 ☐ 重量证书 ☐ 数量证书 ☐ 兽医卫生证书 ☐ 健康证书 ☐ 卫生证书 ☐ 动物卫生证书	__正 __副 __正 __副 __正 __副 __正 __副 __正 __副 __正 __副 __正 __副	☐ 植物检疫证书 ☐ 熏蒸/消毒证书 ☑ 出境货物换证凭单 ☐ ☐	__正__副 __正__副 __正__副	总金额 (人民币元)	
				计费人	
				收费人	

报检人郑重声明: 1. 本人被授权报检。 2. 上列填写内容正确属实,货物无伪造或冒用他人的厂名、标志、认证标志,并承担货物质量责任。　　　　签名:_____	领 取 证 单	
	日期	
	签名	

注:有"*"号栏由出入境检验检疫机关填写　　　　　◆国家出入境检验检疫局制

三、能力迁移训练

【业务操作背景】 上海 FFF 贸易公司林先生与加拿大 JAMES BROWN & SONS 公司签订销售合同,出口一批瓷餐具。

【要求】 请根据随附销售合同、信用证、出口货物明细等单证制作出境货物报检单。

SALES CONFIRMATION

S/C NO.：FFF04027

DATE：APR. 3，2013

THE SELLER：

FFF TRADING CO.，LTD.

3TH FLOOR KINGSTAR MANSION，

676 JINLIN RD.，SHANGHAI CHINA

THE BUYER：

JAMES BROWN & SONS

#304-310 JALAN STREET，

TORONTO, CANADA

ART. NO.	COMMODITY	QUANTITY	UNIT PRICE	AMOUNT
	CHINESE CERAMIC DINNERWARE		CIFC5 TORONTO	
HX1115	35 PCS DINNERWARE & TEA SET	542 SETS	USD 23. 50/SET	USD 12 737. 00
HX2012	20 PCS DINNERWARE SET	800 SETS	USD 20. 40/SET	USD 16 320. 00
HX4405	47 PCS DINNERWARE SET	443 SETS	USD 23. 20/SET	USD 10 277. 60
HX4510	95 PCS DINNERWARE SET	254 SETS	USD 30. 10/SET	USD 7 645. 40
	TOTAL	2039 SETS		USD 46 980. 00

TOTAL CONTRACT VALUE：SAY US DOLLARS FORTY SIX THOUSAND NINE HUNDRED EIGHTY ONLY.

PACKING：HX2012 IN CARTONS OF 2 SETS EACH AND HX1115, HX4405 AND HX4510 TO BE PACKED IN CARTONS OF 1 SET EACH ONLY. TOTAL：1639 CARTONS.

PORT OF LOADING & DESTINATION：FROM SHANGHAI TO TORONTO.

TIME OF SHIPMENT：TO BE EFFECTED BEFORE THE END OF APRIL 2004 WITH PARTIAL SHIPMENT NOT ALLOWED AND TRANSSHIPMENT ALLOWED.

TERMS OF PAYMENT：THE BUYER SHALL OPEN THROUGH A BANK ACCEPTABLE TO THE SELLER AN IRREVOCABLE L/C AT 30 DAYS AFTER SIGHT TO REACH THE SELLER BEFORE APRIL 10, 2013 VALID FOR NEGOTIATION IN CHINA UNTIL THE 15TH DAY AFTER THE DATE OF SHIPMENT.

INSURANCE：THE SELLER SHALL COVER INSURANCE AGAINST ALL RISKS AND WAR RISKS FOR 110% OF THE TOTAL INVOICE VALUE AS PER THE RELEVANT OCEAN MARINE CARGO OF P. I. C. C. DATED 1/1/1981.

THE SELLER：

FFF TRADING CO.，LTD.

林海东

上海 FFF 贸易公司 合同专用章

THE BUYER：

JAMES BROWN & SONS

ANTHONY

JAMES BROWN &SO'IS

RECEIVED FROM: THE ROYAL BANK OF CANADA

BRITISH COLUMBIA INT'L CENTRE

1055 WEST GEORGIA STREET, VANCOUVER, B.C. CANADA

MESSAGE TYPE: MT700 ISSUE OF A DOCUMENTARY CREDIT

:27: SEQUENCE OF TOTAL

1/1

:40A: FORM OF DOC. CREDIT

IRREVOCABLE

:20: DOC. CREDIT NUMBER

13/0501-FTC

:31C: DATE OF ISSUE

040408

:31D: EXPIRY

DATE 040515 PLACE CHINA

:50: APPLICANT

JAMES BROWN & SONS

＃304-310 JALAN STREET,

TORONTO, CANADA

:59: BENEFICIARY

FFF TRADING CO., LTD.

3TH FLOOR KINGSTAR MANSION,

676 JINLIN RD., SHANGHAI CHINA

:32B: AMOUNT

CURRENCY USD AMOUNT 46980,00

:41D: AVAILABLE WITH/BY

ANY BANK

BY NEGOTIATION

:42C: DRAFTS AT ...

30 DAYS AFTER SIGHT

:42D: DRAWEE

US

:43P: PARTIAL SHIPMEN

PROHIBITED

:43T: TRANSSHIPMENT

ALLOWED

:44A: LOADING IN CHARGE

SHANGHAI, CHINA

:44B: FOR TRANSPORT TO ...

TORONTO, CANADA

:44C: LATEST DATE OF SHIP.

040430

:45A: DESCRIPT. OF GOODS

4 ITEMS OF CHINESE CERAMIC DINNERWARE AS FOLLOW:

HX1115：542 SETS OF 35 PCS DINNERWARE & TEA SET AT USD 23.50/SET；

HX2012：800 SETS OF 20 PCS DINNERWARE SET AT USD 20.40/SET；

HX4405：443 SETS OF 47 PCS DINNERWARE SET AT USD 23.20/SET；

　HX4510：254 SETS OF 95 PCS DINNERWARE SET AT USD 30.10/SET.

CIF TORONTO, CANADA. AS PER S/C NO.：FFF04027

PACKING：STANDARD EXPORT PACKING

:46A：DOCUMENTS REQUIRED

　+ SIGNED COMMERCIAL INVOICE IN 5 COPIES.

　+ PACKING LIST INDICATING THE INDIVIDUAL WEIGHT AND MEASUREMENT OF EACH ITEM.

　+ FULL SET OF CLEAN ON BOARD OCEAN BILLS OF LADING MADE
　　OUT TO ORDER OF SHIPPER AND ENDORSED IN BLANK, MARKED FREIGHT PREPAID NOTIFY APPLICANT.

　+ CERTIFICATE OF ORIGIN ISSUED BY CHINA COUNCIL FOR THE PROMOTION OF INTERNATIONAL TRADE .

　+ INSURANCE POLICY OR CERTIFICATE FOR 110 PERCENT OF INVOICE VALUE COVERING INSTITUTE CARGO CLAUSES（A）AND WAR RISKS AS PER I. C. C. DATED 1/1/1982

　+ CANADA CUSTOMS INVOICE OF DEPARTMENT OF NATIONAL REVENUE/ CUSTOMS AND EXCISE IN DUPLICATE.

　+ BENEFICIARY'S FAX COPY OF SHIPPING ADVICE TO APPLICANT AFTER SHIPMENT ADVISING L/C NO. SHIPMENT DATE, VESSEL NAME, NAME, QUANTITY AND WEIGHT OF GOODS.

:47A：ADDITIONAL COND.

A DISCREPANCY HANDLING FEE OF USD 50.00（OR EQUIVALENT）AND THE RELATIVE TELEX/SWIFT COST WILL BE DEDUCTED FROM THE PROCEEDS NO MATTER THE BANKING CHARGES ARE FOR WHOEVER ACCOUNT.

:71B：DETAILS OF CHARGES

ALL BANKING CHARGES OUTSIDE LC ISSUING BANK ARE FOR ACCOUNT BENEFICIARY INCLUDING OUR REIMBURSEMENT CHARGES.

:48：PRESENTATION PERIOD

WITHIN 15 DAYS AFTER THE DATE OF SHIPMENT BUT WITHIN THE CREDIT VALIDITY.

:49：CONFIRMATION

WITHOUT

:78：INSTRUCTIONS

1. DOCUMENTS MUST BE SENT THROUGH NEGOTIATING BANK TO OUR ADDRESS：THE ROYAL BANK OF CANADA, BRITISH COLUMBIA INT'L CENTRE, 1055 WEST GEORGIA STREET, VANCOUVER, B. C. CANADA IN 1 LOT BY COURIER SERVICE.

2. UPON RECEIPT OF COMPLIANT DOCUMENTS, WE SHALL REIMBURSE
YOU AS INSTRUCTED.

3. EACH DRAWING/PRESENTATION MUST BE ENDORSED ON THE REVERSE OF THE CREDIT.

出口货物明细单

2013 年 4 月 12 日

信用证号	13/0501-FTC		填制单位编号		FFF040019
收汇方式	L/C AT 30 DAYS AFTER SIGHT		外运编号		

开证银行	THE ROYAL BANK OF CANADA BRITISH COLUMBIA INT'L CENTRE, 1055 WEST GEORGIA STREET, VANCOUVER, B. C. CANADA	合同号	FFF04027		
		核销单号		许可证号	
发票抬头人	JAMES BROWN & SONS ♯304-310 JALAN STREET, TORONTO, CANADA	贸易性质	一般贸易	贸易国别	CANADA
		佣金		运输方式	SEA
托运人	FFF TRADING CO., LTD. 3TH FLOOR KINGSTAR MANSION, 676 JINLIN RD., SHANGHAI CHINA	出口口岸	Shanghai	目的港	TORONTO
		可否转运	Y	可否分批	N

提单或承运收据	收货人	TO ORDER OF SHIPPER	装运期限	130430	有效期限	130515
	通知人	JAMES BROWN & SONS ♯304-310 JALAN STREET, TORONTO, CANADA	提单特别显示	CLEAN ON BOARD OCEAN BILLS OF LADING		
	运费	PREPAID　提单份数:3/3+1N/N				

标记唛头	货名规格及货号	包装件数	数量或尺码	毛重	净重	价格(成交条件)	
						单价	总价
						CIF TORONTO, CANADA	
J. B. S. FFF040019 TORONTO C/NO. 1-1639	4 ITEMS OF CHINESE CERAMIC DINNER-WARE: HX1115: 35 PCS DINNERWARE & TEA SET(6911.1010)	542 CTNS	542 SETS	10 840 KGS	7 588 KGS	USD 23.50/SET	USD 12 737.00
	HX2012: 20 PCS DINNERWARE SET	400 CTNS	800 SETS	9 200 KGS	6 400 KGS	USD 20.40/SET	USD 16 320.00
	HX4405: 47 PCS DINNERWARE SET	443 CTNS	443 SETS	10 632 KGS	7 974 KGS	USD 23.20/SET	USD 10 277.60
	HX4510:95 PCS DINNERWARE SET AS PER S/C NO.: FFF04027 PACKING:STANDARD EXPORT PACKING (6911.1010)	254 CTNS	254 SETS	7 112 KGS	5 207 KGS	USD 30.10/SET	USD 7 645.00
TOTAL:		1 639 CTNS	2 039 SETS	37 784 KGS	27 169 KGS		USD 46 980.00

SAY TOTAL：　FORTY SIX THOUSAND NINE HUNDRED AND EIGHTY ONLY.

外运外轮注意事项	SHIPPED IN 4×20′FCL.	总体积		99.937M³	
		保险单	险别	ALL RISKS AND WAR RISK	
			保额	按发票金额加：10%	
			赔款地点	TORONTO IN CANADA	
		业务员		+++	

制作的出境货物报检单如下：

中华人民共和国出入境检验检疫
出境货物报检单

报检单位（加盖公章）：　　　　　　　　　　　　　　　＊编　　号_____
单位地址
报检单位登记号：　　　　　联系人：　　　　电话：　　报检日期：　年　月　日

发货人	（中文）				
	（外文）				
收货人	（中文）				
	（外文）				

货物名称(中/外文)	H.S.编码	产地	数/重量	货物总值	包装种类及数量

运输工具名称号码		贸易方式		货物存放地点	
合同号		信用证号		用途	
发货日期		输往国家(地区)		许可证/审批号	
启运地		到达口岸		预计工作日期	年 月 日

合同、信用证订立的检验检疫条款或特殊要求	标 记 及 号 码	随附单据（划"√"或补填）	
		☐ 合同	☐ 包装性能结果单
		☐ 信用证	☐ 许可/审批文件
		☐ 发票	☐ 出口货物报关单
		☐ 换证凭单	☐
		☐ 装箱单	☐
		☐ 厂检单	☐

需要证单名称（划"√"或补填）			＊检验检疫费	
☐ 品质证书　__正__副	☐ 植物检疫证书　__正__副		总金额（人民币元）	
☐ 重量证书　__正__副	☐ 熏蒸/消毒证书　__正__副			
☐ 数量证书　__正__副	☐ 出境货物换证凭单__正__副			
☐ 兽医卫生证书　__正__副	☐ 出境货物通关单		计费人	
☐ 健康证书　__正__副	☐			
☐ 卫生证书　__正__副	☐		收费人	
☐ 动物卫生证书　__正__副				

报检人郑重声明： 1. 本人被授权报检。 2. 上列填写内容正确属实，货物无伪造或冒用他人的厂名、标志、认证标志，并承担货物质量责任。 　　　　　　　　　　　签名：_____	领 取 证 单	
	日期	
	签名	

注:有"＊"号栏由出入境检验检疫机关填写　　　　　　　　◆国家出入境检验检疫局制

项目四

原产地证书申请与填制

实训要求

- 掌握各类原产地证签发的要点
- 掌握原产地证书申请企业注册流程
- 填制原产地证书电子签证申请表
- 掌握原产地证书填制规范

案例导入

　　福州某渔业发展有限公司申报进口原产于印度尼西亚的冻鱼一批,申请享受中国-东盟自由贸易区协定税率并提交《中国-东盟自由贸易区项下印尼原产地证书》。海关经审核发现,该原产地证书缺少签证机构签章及官员签名。企业称相关证书均由印尼出口企业向签证机构按正常程序申请,但无法解释证书缺少签章和签名的原因。海关启动境外核查程序,经印尼方面核实,该证书因签证机构工作人员失误导致填制不规范,认定证书无效,但相关货物能否享受协定税率交由中方判断。最后,海关判定企业不能凭该份填制不规范的无效证书享受协定税率,要求企业重新提交符合规定的原产地证书。

任务一　原产地证书申报企业注册登记

一、实训操作指南

　　原产地证又叫原产地证书、原产地证明书,简称产地证,是证明货物的原产地,即货物的生产地或制造地的一种证明文件。

　　在当代国际贸易活动中,原产地证明是进口国政府用以确定进口产品原产国家和地区的主要文件依据。确定进口产品原产地的目的是为了进行进口限制、数量限制、关税区别待遇以及贸易统计等。办理原产地证书已成为我国出口贸易活动中的一项重要内容。形象地说,原产地证书是货物进入国际贸易领域的"经济国籍"和"护照",出具原产地证书已成为国际贸易中的一个重要环节。

（一）实训操作原理

申请办理原产地证书的单位,必须预先在当地检验检疫机构办理注册登记手续,办理注册登记时,申请单位必须提交相关的文件资料,检验检疫机构通过审核和调查,对符合注册登记条件的予以注册、登记。

1. 申请企业类别

下列企业可申请原产地证业务:

（1）有进出口经营权的国内企业。

（2）中外合资、中外合作和外商独资企业。

（3）国外企业、商社常驻中国代表机构。

（4）对外承接来料加工、来图加工、来件装配和补偿贸易业务的企业。

（5）经营旅游商品的销售部门。

（6）参加国际经济、文化交流及拍卖等活动需出售的展品、样品等的有关单位。

2. 申请企业注册时须提供的资料

申请企业注册时须提供以下资料:

（1）填写完整的《原产地证书申请人注册登记表》一式两份。

（2）盖企业公章的《企业法人营业执照》复印件,同时交验原件。

（3）进出口企业的资格证书、批准证书或《对外贸易经营者备案登记表》复印件,加盖企业公章,同时交验原件。

（4）加盖企业公章的《组织机构代码证》复印件,同时交验原件。

（5）含有进口成分的产品,还需提供产品成本明细单。

（6）从事来料加工、来件装配及补偿贸易的单位还得提交承办对外加工装配业务或补偿贸易的协议,合同副本及本批产品成本明细单等有关文件。

（7）其他相关资料。

签证机构对上述材料进行审核后,安排时间对有关单位进行实地调查。

3. 实地调查

检验检疫机构在受理企业注册登记申请后,需要对申请单位的合法性、产品的原料构成和原产地及其加工情况等进行全面的实地调查。实地调查是确定申请单位的出口产品能否符合原产地标准、能否取得注册资格的重要步骤和依据。

检验检疫机构对申请企业实地调查时,主要调查如下工作内容:

（1）生产加工单位的性质、经营管理和设备等状况。

（2）生产出口商品的能力和加工工序情况。

（3）所用原料、零部件以及包装物料的来源及所占比例。

（4）完成检验和最终包装的情况。

（5）出口产品的包装、商标及唛头情况。

（6）其他相关内容。

4．产地证注册登记表领取

审核合格的企业，可到检验检疫机构办理以下手续：

（1）缴纳注册费用。

（2）领取产地证注册登记表。

（3）通过网上申报产地证。

5．申领员证领取

企业注册后，检验检疫机构会对企业产地证申请手签人员进行业务培训，考试合格后，签发申报证件——申领员证。检验检疫机构不接受非申领员办理相关业务。新注册企业可为临时申领员，企业变更申领员须提供情况说明。企业变更申领员一年不超过2次。

各单位凭申领员证办理产地证书业务，特殊情况下，可凭单位介绍信办理。

（二）实训操作要点

（1）企业填写《申请签发原产地证明书注册登记表》并提交相关申请资料，主要填写企业名称、法人、工商执照注册号、注册地址、联系电话、经营范围等重要信息。

（2）商检机构审核资料受理后进行实地调查。

（3）企业通过审查缴费并注册登记后可以申请签证。

注册登记流程图如下。

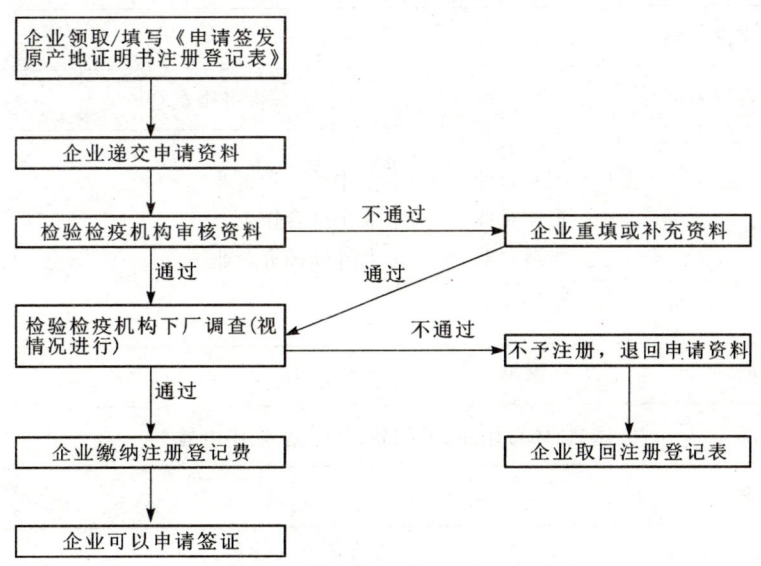

办理原产地证企业注册登记流程图

二、实训操作案例

【业务操作背景】　上海康丰进出口有限公司出口一批探照灯到加拿大，定于 2013 年 7

月 8 日从上海港装运出货,加拿大进口商要求出口方提供普惠制原产地证书 FORM A 并随船寄来。李红是上海康丰进出口有限公司的业务经理,得知客户这一要求后,她对这批货物申请了一份普惠制原产地证书 FORM A。探照灯的税则号是 9405401000,她获得了发票和装箱单,打算申领产地证。

【要求】 因该公司未办理原产地证注册登记手续,请以李红的身份于 2013 年 6 月 15 日到上海出入境检验检疫局办理产地证注册登记手续。

原产地证书申报企业注册(备案)登记表

申请单位	中文名称	上海康丰进出口有限公司		
	英文名称	SHANGHAI CONF IMP/ECP CO. , LTD.		
法定代表人		徐 进	电 话	021-68918923
联系人		李 红	传 真	021-68918924
工商执照注册号		3102831000555		
注册地址		上海市延安路 34 号		
办公地址				
海关注册登记编码			组织机构代码	66666666-2
批准经营出口文件号码				
批准经营出口机构名称		上海商务委员会		
企业性质		☐ 国有企业 ☐ 中外合资企业 ☐ 集体企业 ☐ 中外合作企业 ☑ 民营企业 ☐ 外商独资企业 ☐ 其他		
企业类型		☑ 经营型 ☐ 生产型		
经营范围		家具、体育用品、工艺品、日用品、家用电器		
自有品牌				
中方负责人姓名: 职务: 电话:			外方负责人姓名: 职务: 电话: (此处仅限合资、外资企业填写)	
申请单位签署证书印章 (中英文对照章)				

原产地证书手签员授权书

　　本人系＿＿＿＿上海康丰进出口有限公司＿＿＿＿（申请单位名称）法定代表人，现正式授权下述人员代表本单位在原产地证书上签名等。本单位保证遵守《中国人民共和国对外贸易法》《中华人民共和国进出口货物原产地条例》《中华人民共和国海关进出口货物优惠原产地管理规定》及相应自由贸易协定的规定。被授权人在办理原产地证书工作中如有违反有关规定，由我单位承担责任。

1. 姓名：李红

　　身份证号码：331105×××06083368

　　联系电话（座机、手机）：

　　传真：

　　　　　　　手签字样：

照
片

2. 姓名：

　　身份证号码：

　　联系电话（座机、手机）：

　　传真：

　　　　　　　手签字样：

照
片

3. 姓名：

　　身份证号码：

　　联系电话（座机、手机）：

　　传真：

　　　　　　　手签字样：

照
片

授权人签字（企业法定代表人）＿＿＿＿＿＿

　　　　　　　　　　　　　　　　　申请单位公章

　　　　　　　　　　　　　　　　　年　　月　　日

申请原产地证书产品清单

序号	商品名称（中英文）	H. S. 编码（8~10位）	法定计量单位	主要输往国别	是否含有非原产成分	生产企业名称/电话	备注
1	探照灯	94054010		欧美日、中东等	否		
2	圣诞节用品	90510000		欧美日、中东等	否		
3	木制家具	9403916		欧美日、中东等	否		
4							

授权代表申请人签署各类原产地证表

申报员姓名	手签笔迹	身份证号码	性别	文化程度	职务	联系电话/手机号码	临时登记日期	正式登记日期	备注
李红	李红	331105×××06083368	女	本科	经理	87898756			

注：每个单位一般授权两名申报员，且需保持相对稳定；登记日期由检验检疫机构填写

申报员身份证复印件

（粘贴身份证复印件）

三、能力迁移训练

【业务操作背景】 大连广通木业有限公司出口一批橱柜门到美国和德国，橱柜门的税则号是9403900090，定于2013年3月8日从大连港装运出货。王晓磊是大连广通木业有限公司的助理经理（身份证号码210213×××03032526），目前她获得了发票和装箱单，打算申领产地证。

因该公司未办理原产地证注册登记手续，因此她于2009年4月15日到大连出入境检验检疫局办理产地证注册登记手续。该公司工商营业执照号码：210213000050994；组织机

构代码：959941556；企业地址：大连市金州区大魏家街道后石村，邮政编码 116100；企业法人李立言。

【要求】 请根据以上资料填写原产地证书申报企业注册（备案）登记表。

原产地证书申报企业注册(备案)登记表

<table>
<tr>
<td>申请人
中文全称</td>
<td colspan="6"></td>
</tr>
<tr>
<td>申请人
英文全称</td>
<td colspan="6"></td>
</tr>
<tr>
<td>企 业 类 别</td>
<td colspan="6">☐ 国有企业　　☐ 中外合作企业　　☐ 中外合资企业　　☐ 外商独资企业
☐ 集体企业　　☐ 私营企业　　☐ 其他</td>
</tr>
<tr>
<td>企 业 类 型</td>
<td colspan="6">☐ 生产型企业　　☐ 非生产型企业</td>
</tr>
<tr>
<td>工商营业
执照号码</td>
<td></td>
<td>工商注册地</td>
<td colspan="4"></td>
</tr>
<tr>
<td>组织机构代码</td>
<td colspan="6"></td>
</tr>
<tr>
<td>企业法人代表</td>
<td></td>
<td>企业联系电话</td>
<td colspan="4"></td>
</tr>
<tr>
<td colspan="3" align="center">申 请 人 详 细 地 址</td>
<td colspan="2" align="center">邮政编码</td>
<td colspan="2" align="center">登记日期</td>
</tr>
<tr>
<td colspan="3"></td>
<td colspan="2"></td>
<td colspan="2"></td>
</tr>
<tr>
<td colspan="3"></td>
<td colspan="2"></td>
<td colspan="2"></td>
</tr>
<tr>
<td colspan="3" align="center">中英文对照签证章印模</td>
<td colspan="2" align="center">登记日期</td>
<td colspan="2" align="center">备　注</td>
</tr>
<tr>
<td colspan="3"></td>
<td colspan="2"></td>
<td colspan="2"></td>
</tr>
<tr>
<td colspan="3"></td>
<td colspan="2"></td>
<td colspan="2"></td>
</tr>
</table>

任务二　原产地证书电子签证申请表填制

一、实训操作指南

（一）实训操作原理

为加强我国原产地证电子签证管理，便利出口企业申请原产地证，提高原产地证签证管理水平和签证效率，国家鼓励申请人采用电子方式申报原产地证书。申领原产地证的企业，通过网络将申报原产地证的有关数据以电子方式发送给检验检疫机构，由检验检疫机构审查符合要求后办理证书实现电子远程申请办理原产地证，可缩短签证周期，提高工作效率。

申请电子签证的企业（以下简称申请企业）必须具备以下条件：

（1）已在检验检疫机构办理普惠制原产地证明书／一般原产地证明书注册登记手续。

（2）具有经检验检疫机构培训考试合格取得原产地证手签员证并经电子签证培训取得合格证书的人员。

（3）使用全国组织机构统一代码（法人代码）。

（4）在签证工作中无违法行为。

（5）具备开展电子签证业务所必需的硬件设备。

（二）实训操作要点

企业申请电子签证时，应提供并填好以下文件：

（1）《企业申请签发原产地证注册登记表》。

（2）《原产地证电子签证申请表》。

（3）由企业法人代表签字的《申请原产地证电子签证保证书》。

二、实训操作案例

【业务操作背景】　上海康丰进出口有限公司出口一批探照灯到加拿大，加拿大进口商要求出口方提供普惠制原产地证书 FORM A 并随船寄来。李红是上海康丰进出口有限公司的业务经理，她于 2013 年 6 月 15 日到上海出入境检验检疫局办理产地证注册登记手续。接下来她将申请采用电子方式申报原产地证。

【要求】　向上海商检提交《原产地证书电子签证申请表》和《原产地证书电子签证保证书》。

原产地证书电子签证申请表

申请人名称	上海康丰进出口有限公司	登记号	310009999
英文名称	SHANGHAI CONF IMP/EXP CO.，LTD.	组织机构代码	66666666-2
地　址	上海市延安路 34 号	邮政编码	200051
电　话	021-689188923	传　真	021-689188925
法定代表人	徐进	联系人	李红
原产地证书申报员	李红		
主要出口产品	灯具、纺织服装、家具、塑料制品、玻璃制品		

内线转外线方式		计算机品牌型号	
CPU		内　存	

硬盘类型及容量	容量：　　接口：　　☐ IDE　　☐ SCSI
光驱类型	接口：　☐ IDE　☐ SCSI　☐ 其他
Modem	速率：　　KBps　　型号：
打印机	类型：　型号：　驱动：
操作系统	

用户应用软件	监控类： 游戏类： 专用类： 网络类： 其　他：

FORM A 申报量	份/月	CO 申报量	份/月	其他原产地证申报量	份/月

批复情况	电子申报编码： 电子信箱：

申请人声明：本申请人申请安装原产地证书电子签证系统，并保证通过电子方式所传递的单据与实际发货情况相符。

申请时间：2013 年 6 月 20 日（公章）

原产地证书电子签证保证书

申请人名称	上海市康丰进出口有限公司		
英文名称	SHANGHAI CONF IMP/EXP CO.，LTD.		
申请人登记号	310009999	组织机构代码	66666666-2
申请人地址	上海市延安路 34 号		
邮 编	200051	联系人及联系电话	021-689188923

＊电子申报编码_____（该项内容由签证机构审核后填写）

申请人声明如下：
1. 本申请人在进行原产地证书电子申报时遵守国家法律、法规及签证机构规定。
2. 本申请人保证做到以电子方式发送申报单据的内容真实、准确，证书各栏内容与出口发票等随附单据完全一致。
3. 本申请人保证通过电子方式所传递的单据与实际发货相符。
4. 本申请人承诺如弄虚作假，冒充证书所列货物，擅改证书，自愿接受签证机构的处罚及负法律责任。

法定代表人签字：徐进

时间：2013 年 6 月 20 日　　　　　　　　　　　　　　　　　　　　　　申请人盖章

注：1. 申请人签章后交由签证机构登记。
　　2. 申请人违反声明内容应负全部责任。

三、能力迁移训练

【业务操作背景】 王晓磊是大连广通木业有限公司的助理经理（身份证号码210213198703032526），她于 2013 年 4 月 15 日到大连出入境检验检疫局办理产地证注册登记手续。该公司工商营业执照号码：210213000050994；组织机构代码：959941556；企业地址：大连市金州区大魏家街道后石村，邮政编码116100；企业法人李立言。接下来她将申请采用电子方式申报原产地证。

【要求】 向大连商检提交《原产地证书电子签证申请表》和《原产地证书电子签证保证书》。

原产地证书电子签证申请表

申请人名称		登记号	
英文名称		组织机构代码	
地　址		邮政编码	
电　话		传　真	
法定代表人		联系人	
原产地证书申报员			
主要出口产品			
内线转外线方式		计算机品牌型号	
CPU		内　存	

硬盘类型及容量	容量：　　　　接口：　　□ IDE　　　　□ SCSI
光驱类型	接口：　　□ IDE　　　□ SCSI　　　□ 其他
Modem	速率：　　　KBps　　　　型号：
打印机	类型：　　型号：　　　驱动：
操作系统	

用户应用软件	监控类：
	游戏类：
	专用类：
	网络类：
	其　他：

FORM A 申报量	份/月	CO 申报量	份/月	其他原产地证申报量	份/月

批复情况	电子申报编码：
	电子信箱：

　　申请人声明：本申请人申请安装原产地证书电子签证系统，并保证通过电子方式所传递的单据与实际发货情况相符。

　　　　　　　　　　　　　　　　　　　申请时间：　　年　　月　　日（公章）

原产地证书电子签证保证书

申请人名称			
英文名称			
申请人登记号		组织机构代码	
申请人地址			
邮　编		联系人及联系电话	

*电子申报编码＿＿＿＿＿＿＿＿＿＿＿（该项内容由签证机构审核后填写）

申请人声明如下：

1. 本申请人在进行原产地证书电子申报时遵守国家法律、法规及签证机构规定。
2. 本申请人保证做到以电子方式发送申报单据的内容真实、准确，证书各栏内容与出口发票等随附单据完全一致。
3. 本申请人保证通过电子方式所传递的单据与实际发货相符。
4. 本申请人承诺如弄虚作假，冒充证书所列货物，擅改证书，自愿接受签证机构的处罚及负法律责任。

法定代表人签字：

时间：　　年　　月　　日　　　　　　　　　　　　　　　　　　　　　　申请人盖章

注：1. 申请人签章后交由签证机构登记。
　　2. 申请人违反声明内容应负全部责任。

任务三　原产地证书填制

一、实训操作指南

（一）实训操作原理

原产地证书可以分为以下五类，每个种类分别适用不同的国家。

1. 普惠制原产地证明书（FORM A）

普惠制原产地证书是具有法律效力的我国出口产品享受在最惠国税率基础上进一步减免进口关税的官方凭证。

目前给予我国普惠制待遇的国家共 39 个：欧盟 27 国（比利时、丹麦、英国、德国、法国、爱尔兰、意大利、卢森堡、荷兰、希腊、葡萄牙、西班牙、奥地利、芬兰、瑞典、波兰、捷克、斯洛伐克、拉脱维亚、爱沙尼亚、立陶宛、匈牙利、马耳他、塞浦路斯、斯洛文尼亚、保加利亚、罗马尼亚）、挪威、瑞士、土耳其、俄罗斯、白俄罗斯、乌克兰、哈萨克斯坦、日本、列支敦士登、加拿大、澳大利亚和新西兰。

2. 一般原产地证明书（CO）

一般原产地证书是证明货物原产于某一特定国家或地区，享受进口国正常关税（最惠国）待遇的证明文件。它的适用范围是：征收关税、贸易统计、保障措施、歧视性数量限制、反倾销和反补贴、原产地标记、政府采购等方面。

3. 区域性经济集团互惠原产地证书

目前主要有《〈中国-东盟自由贸易区〉优惠原产地证明书》、《亚太贸易协定》原产地证明书、《〈中国与巴基斯坦优惠贸易安排〉优惠原产地证明书》《〈中国-智利自贸区〉原产地证书》等。区域优惠原产地证书是具有法律效力的在协定成员国之间就特定产品享受互惠减免关税待遇的官方凭证。

(1)《中国-东盟自由贸易区》优惠原产地证明书（FORM E）

自 2004 年 1 月 1 日起，凡出口到东盟的农产品（H.S. 第一章到第八章）凭借检验检疫机构签发的《中国-东盟自由贸易区》（FORM E）优惠原产地证书可以享受关税优惠待遇。2005 年 7 月 20 日起，7 000 多种正常产品开始全面降税。

可以签发《中国-东盟自由贸易区》优惠原产地证书的国家有：文莱、柬埔寨、印尼、老挝、马来西亚、缅甸、菲律宾、新加坡、泰国、越南等 10 个国家。

(2)《亚太贸易协定》原产地证明书（FORM B）

2006 年 9 月 1 日起签发《亚太贸易协定》原产地证书。可以签发《亚太贸易协定》原产地证书的国家有：韩国、斯里兰卡、印度、孟加拉等 4 个国家。降税幅度从 5% 到 100% 不等。

(3)《中国与巴基斯坦自由贸易区》原产地证明书（FORM P）

对巴基斯坦可以签发《〈中国与巴基斯坦自由贸易区〉优惠原产地证明书》。2006 年 1 月 1 日起双方先期实施降税的 3 000 多个税目产品，分别实施零关税和优惠关税，原产于中国的 486 个 8 位零关税税目产品的关税在 2 年内分 3 次逐步下降，2008 年 1 月 1 日全部降为零，原产于中国的 486 个 8 位零关税税目产品实施优惠关税，平均优惠幅度为 22%，给予关税优惠的商品其关税优惠幅度从 1% 到 10% 不等。

(4) 中国-智利自由贸易区原产地证书（FORM F）

自 2006 年 10 月 1 日起，各地出入境检验检疫机构开始签发《中国-智利自由贸易区优惠原产地证明书》（FORM F），该日起对原产于我国的 5 891 个 6 位税目产品关税降为零。

4. 专用原产地证书

专用原产地证书是国际组织和国家根据政策和贸易措施的特殊需要，针对某一特殊行业的特定产品规定的原产地证书，主要有输往欧盟蘑菇罐头原产地证明书、烟草真实性证书等。

5. 需要办理大使馆认证的国家

一般原产地证(CO)需要大使馆认证的国家和地区有:阿根廷、埃及、沙特阿拉伯、阿联酋、科威特、巴西、黎巴嫩、秘鲁、墨西哥、土耳其、伊朗、约旦、印度、乌拉圭、智利、巴林、俄罗斯、卡塔尔、利比亚、委内瑞拉、哥伦比亚、玻利维亚、以色列、韩国。

（二）实训操作要点

以下用列表列明各种原产地证书的原产地标准及填制要求:

各类原产地证书原产地标准填制一览表

证书种类	证书种类代码	目的国家	原产地标准及其填制
一般原产地证书	C	所有国家	以税则归类改变为基本标准,以从价百分比、制造或者加工工序为补充标准。证书上不体现原产地标准。
普惠制原产地证书	G	欧盟、挪威、瑞士、土耳其、日本和列支敦士登	① 完全原产:"P"; ② 非完全原产:满足加工清单要求,未列入的满足品目号改变规则,填写"W"加产品 H.S. 品目号,例如"W"94.05。
		加拿大	① 完全原产:"P"; ② 非完全原产:进口成分价值不超过包装完毕待运加拿大的产品出厂价的40%,填写"F"; ③ 非完全原产:经多国加工的产品,进口成分价值不超过包装完毕待运加拿大的产品出厂价的40%,填写"G"。
		白俄罗斯、俄罗斯、哈萨克斯坦、乌克兰	① 完全原产:"P"; ② 非完全原产:进口成分价值不超过产品离岸价格的50%,填写"Y"加非原产成分价值占产品离岸价的百分比,例如"Y"50%; ③ 非完全原产:进口成分价值不超过产品离岸价格的50%,在一个受惠国生产而在另一个或数个其他受惠国制造或加工的产品填"PK"。
		澳大利亚、新西兰	① 完全原产:"P"; ② 非完全原产:本国成分价值不小于产品出厂价的50%,留空。
中国-东盟自贸区优惠原产地证书	E	东盟成员国	① 完全原产:"X"; ② 非完全原产:中国-东盟自贸区成分大于等于产品离岸价40%,填写中国-东盟自贸区成分占产品离岸价的百分比,例如40%; ③ 非完全原产:符合特定原产地标准的,填"PSR"。

（续表）

证书种类	证书种类代码	目的国家	原产地标准及其填制
《亚太贸易协定》原产地证书	B	孟加拉、印度、韩国、斯里兰卡	① 完全原产："A"； ② 非完全原产：非原产成分小于等于产品离岸价55%，填写"B"加非原产成分占产品离岸价的百分比,例如55%； ③ 非完全原产：使用原产地累计的,成员国成分累计不低于产品离岸价的60%,填写"C"加累计原产成分占产品离岸价的百分比,例如60%； ④ 非完全原产：最不发达成员国在以上②③基础上再享受10个百分点优惠,填"D"。
中国-巴基斯坦自贸区原产地证书	P	巴基斯坦	① 完全原产："P"； ② 非完全原产：单一国家成分或中巴自贸区累计成分大于等于产品离岸价40%,填写单一国家成分或中巴自贸区累计成分占产品离岸价的百分比,例如40%； ③ 非完全原产：符合特定原产地标准的,填"PSR"。
中国-智利自贸区原产地证书	F	智利	① 完全原产："P"； ② 非完全原产：区域价值成分大于等于产品离岸价40%,填写"RVC"； ③ 非完全原产：符合特定原产地标准的,填"PSR"。
中国-新西兰自贸区原产地证书	N	新西兰	① 完全原产："WO"； ② 非完全原产：完全由获得原产资格的材料制成,填"WP"； ③ 非完全原产：符合特定原产地标准中税则归类改变、工序要求的,填"PSR"；符合特定原产地标准中区域价值成分(RVC)要求的,填"PSR"并加注区域价值成分百分比。
中国-新加坡自贸区原产地证书	X	新加坡	① 完全原产："P"； ② 非完全原产：区域价值成分大于等于产品离岸价40%,填写"RVC"； ③ 非完全原产：符合特定原产地标准的,填"PSR"。
中国-秘鲁自贸区原产地证书	R	秘鲁	① 完全原产："WO"； ② 非完全原产：完全由获得原产资格的材料制成,填"WP"； ③ 非完全原产：符合特定原产地标准中税则归类改变、工序要求的,填"PSR"；符合特定原产地标准中区域价值成分(RVC)要求的,填"PSR"并加注区域价值成分百分比。

二、操作案例

【业务操作背景】 上海康丰进出口有限公司出口一批探照灯到加拿大,定于2013年7月8日从上海港装运出货,加拿大进口商要求出口方提供普惠制原产地证书FORM A并随

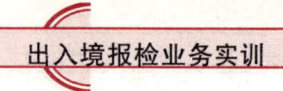

船寄来。李红是上海康丰进出口有限公司的业务经理。

【要求】 请以李红的身份为这批货物申请一份普惠制原产地证书 FORM A。

原产地证明书申请书

申请单位及注册号码(盖章):310009999　　　　　　　　　　证书号:G073100099990001

申请人郑重声明:

　　本人是被正式授权代表单位申请办理原产地证明书和签署本申请书的。

　　本人所提供原产地证明书及所付单据内容正确无误,如发现弄虚作假,冒充证书所列货物,擅改证书,自愿接受签证机关的处罚及负法律责任。现将有关情况申报如下:

生产单位	苏州新意有限公司		生产单位联系人电话		0512-86325467
中文品名	H. S. 编码	数(重)量	FOB值(美元)		产品进口成份*
探照灯	9405401000	10 000 PCS	35 000		0％
商业发票号	24JFK5436J		商品FOB总值(以美元计)		35 000

贸易方式(请在相应的"☐"内处打勾)

☑ 一般贸易　　☐ 灵活贸易　　☐ 零售贸易　　☐ 展卖贸易　　☐ 其他贸易方式

中转国/地区		最终销售国		拟出口日期	

申请证书(单)类型:(请在相应的"☐"内处打勾)

1. ☑ 《普惠制原产地证明书》;
2. ☐ 《〈曼谷协定〉优惠原产地证明书》;
3. ☐ 《〈中国-东盟自由贸易区〉优惠原产地证明书》;
4. ☐ 《〈中国与巴基斯坦优惠贸易安排〉优惠原产地证明书》;
5. ☐ 《输欧盟农产品原产地证明书》(输欧盟蘑菇罐头原产地证明书);
6. ☐ 《烟草真实性证书》;
7. ☐ 《中华人民共和国出口货物原产地证明书》;
8. ☐ 《加工装配证明书》;
9. ☐ 《转口证明书》;
10. ☐ 《原产地异地调查结果单》;
11. ☐ 其他原产地证明书(请列明_____)。

备注:	申报员(签名):李红
	电话(手机):021-68918923
	日期:2013 年 6 月 28 日

　　现提交出口商业发票副本一份,原产地证书一套,以及其他附件　　份,请予审核签证。

　　*注:"产品进口成分"栏是指产品含进口成分的情况,如果该产品不含进口成分,则填 0%,若含进口成分,则此栏填进口成分占产品出厂价的百分比。

ORIGINAL

1. Goods consigned from (Exporter's business name, address, country) SHANGHAI CONF IMP/EXPORT CORP. NO. 34 YANAN ROAD EAST, SHANGHAI, CHINA	Reference No. GENERALIZED SYSTEM OF PREFERENCES
2. Goods consigned to (Consignee's name, address, country) NBC TRADING CO. , LTD. 2180 YOUNG STREET, P. O. BOX770, STATIONK TORONTO CANADA	**FORM A** Issued in ⸺ THEPEOPLE'S REPUBLIC OF CHINA ⸺ (country) See Notes overleaf
3. Means of transport and route (as far as known) FROM SHANGHAI TO TORONTO CANADA BY SEA	4. For official use

5. Item number	6. Marks and numbers of packages	7. Number and kind of packages; description of goods	8. Origin criterion (see Notes overleaf)	9. Gross weight or other quantity	10. Number and date of invoices
1	NBC SHCO42115 TORONTO NO. 1-20	200 CTNS OF ELECTRIC SEARCHLIGHTS	P	10 000 SETS	24FJK5436J JUN. 27, 2013

| 11. Certification
It is hereby certified, on the basis of control carried out, that the declaration by the exporter is correct.

GUANGZHOU July. 2, 2013

Place and date, signature and stamp of certifying authority | 12. Declaration by the exporter
The undersigned hereby declares that the above details and statements are correct, that all the goods were

produced in **CHINA** ⸺
(country)

and that they comply with the origin requirements specified for those goods in the Generalized System of Preferences for goods exported to

JAPAN

Place and date, signature and stamp of authorized signatory |

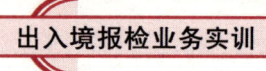
三、能力迁移训练

【业务操作背景】 上海机械进出口有限公司向宁波东方金属工业一些公司采购了一批不锈钢螺栓向智利某公司出口（H. S. 编码 7318. 15），产品原料为韩国产不锈钢盘元，产品，进口成分价值占离岸价 46％，经查该商品可以申请中国-智利自贸区原产地证书。

【要求】 以产地证申报员王晓敏的名义，根据下面出口发票填制 FORM F 证书。

上海机械进出口公司

SHANGHAI MECHANICAL PRODUCT IMP. & EXP. CO.

888 HUAIHAI ROAD SHANGHAI, CHINA

COMMERCIAL INVOICE

TEL：021-64500002

FAX：021-64500003

INV. NO. ：0028

DATE：FEB. 08, 2013

S/C NO. ：TXT200710

L/C NO. ：XT370

TO：

ACETOGEN TRADING CO. LTD.

AV. TOBALABA 1589, PROVIDENCIA SANTIAGO, CHILE

FROM　　　SHANGHAI PORT　　　　TO　　　VALPARAISO, CHILE

MARKS & NO	DESCRIPTIONS OF GOODS	QUANTITY	PKG	AMOUNT
N/M	STAINLESS STEEL BOLTS PACKING: FLAT PACK WITHOUT FOLDING 6 PIECES ASSORTED SIZES PER POLYBAG, 3 POLYBAGS IN A MASTER POLYBAG AND THEN INTO AN EXPORT CARTON	2 000 000 PCS	200 CTNS	FOB SHANGHAI USD 20 000. 00

TOTAL AMOUNT：SAY U. S. DOLLARS TWENTY THOUSAND ONLY.

WE HEREBY CERTIFY THAT THE CONTENTS OF INVOICE HEREIN ARE TRUE AND CORRECT.

SHANGHAI MECHANICAL IMP& EXP CO.

FANGDA

1. Exporter's name, address, country: 1. EXPORTER'S name, address, country: 2. Producer's name and address, if known: 3. Consignee's name, address, country:	Certificate No.: CERTIFICATE OF ORIGIN Form F for China-Chile FTA Issued in _____
4. Mean of transport and route (as far as know) Departure Date: Vessel /Flight/Train/Vehicle No.: Port of loading: Port of discharge	5. For Official Use Only Preferential Tariff Treatment Given Under _____ Preferential Treatment Not Given (Please state reasons) .... Signature of Authorized Signatory of the Importing Country 6. Remarks

7. Item number (Max 20)	8. Marks and numbers on packages	9. Number and kind of packages; description of goods	10. H. S. code (Six digit code)	11. Origin criterion	12. Gross weight, quantity (Quantity Unit) or other measures (liters, M³, etc)	13. Number, date of invoice and invoiced value

14. Declaration by the exporter The undersigned hereby declares that the above details and statement are correct, that all the goods were produced in (Country) CHINA and that they comply with the origin requirements specified in the FTA for the goods exported to (Importing country) CHILE Place and date, signature of authorized signatory	15. Certification It is hereby certified, on the basis of control carried out, that the declaration of the exporter is correct. * Place and date, signature and stamp of certifying authority Certifying authority Tel: Fax: Address:

项目五

有特殊要求的入境货物报检

实训要求

- 了解各类商品入境特殊报检要求
- 掌握各种商品入境报检随附单证的准备
- 结合案例工作任务准备随附单证
- 了解需领取的单证,填写报检单

案例导入

　　2008年6月,厦门海沧检验检疫局对来自英国的118 400件不合格塑胶玩具进行了销毁,货值1.16万美元。这些玩具以玩具手机和玩具电视为名报检进口,经检验人员检验鉴定,这批进口玩具属塑胶玩具,但产品无3C认证标志,且收货人无法提供强制性产品认证证书。根据国家有关规定,塑胶玩具类产品未获得强制性产品认证证书和加施中国强制性认证标志的,不得出厂、销售、进口或在其他经营活动中使用。该局及时向收货人宣传国家有关法律、法规,同时依法对货物实施监督销毁。据收货人介绍,本案发生使进口企业蒙受较大直接经济损失,同时也影响该公司与国外客户关系等潜在利益。检验检疫部门表示,目前国内外对玩具产品的要求越来越严格,2007、2008年我国连续两年把玩具列为专项整治的重点商品,国内玩具生产企业和进口玩具商,应从此案中吸取教训,以免遭受退运、销毁或处罚而造成经济损失。

任务一　入境动物及其产品报检

一、实训操作指南

　　入境货物报检有特殊要求的,包括入境动植物及动植物产品、食品、化妆品、玩具、机电产品、汽车、石材、涂料、人类食品和动物饲料添加剂及原料产品、可用作原料的废物、特殊物品、展览物品、来自疫区货物、木质包装的报检范围等。其中,动植物及动植物产品、食品、化妆品、玩具、机电产品属于应掌握的重点。在对这些货物报检的过程中,应注意根据国家检验检疫机构的要求,做好前期的入境审批、办理隔离申请、认证认可文件申请等工作,否则会因为缺乏相关特殊检验及特定单证而导致无法顺利报检报关,造成重大损失。

（一）实训操作原理

下面首先对入境动物及其产品的报检范围和特殊报检要求进行介绍。

（1）报检范围:入境的动物、动物产品及其他检疫物。

（2）报检前审批进口商在签订动物、动物产品进口合同时应注意以下两点:

首先,在签订进口合同前应到检验检疫机构办理检疫审批手续,取得准许入境的《中华人民共和国进境动植物检疫许可证》后再签进口合同。

其次,应当在合同或者协议中订明中国法定的检疫要求,并订明必须附有输出国家或者地区政府动植物检疫机构出具的检疫证书。

我国规定禁止或限制入境的动物、动物产品及其他检疫物等,还需持特许审批单报检。

入境动物产品如用于加工,货主或其代理人需申请办理注册登记。输入活动物（如猪、马、牛、羊、狐狸、鸵鸟等种畜、禽）的,国家质检总局根据输入数量、输出国家的情况和这些国家与我国签订的动物卫生检疫议定书的要求确定是否需要进行境外检疫的要在进口合同中加以明确。

国家质检总局经过飞行评估,取消了一部分风险较小的动物产品进境检疫审批规定。以下动物产品无需申请办理检疫审批手续:蓝湿（干）皮、已鞣制毛皮、洗净毛、碳化毛、毛条、贝壳类、水产品、蜂产品、蛋制品（不含鲜蛋）、奶制品（鲜奶除外）、熟制肉类产品（如香肠、火腿、肉类罐头、食用高温炼制动物油脂）。

（3）报检要求。货主或其代理人应在货物入境前或入境时向口岸检验检疫机构报检,约定检疫时间。输入种畜、禽及其精液、胚胎的,应在入境 30 日前报检;输入其他动物的,应在入境 15 日前报检;输入上述以外的动物产品在入境时报检。

（4）报检地点。货主或其代理人应在检疫审批单规定的地点向检验检疫机构报检。入境后需办理转关手续的检疫物,除活动物和来自动植疫情流行国家或地区的检疫物由入境口岸检疫外,其他均在指运地检验检疫机构报检并实施检疫。

（5）报检应提供的单据。货主或其代理人在办理进境动物、动物产品及其他检疫物报检手续时,除填写《入境货物报检单》外,还需按检疫要求出具下列有关证单:

外贸合同、发票、装箱单、海运提单或空运/铁路运单、产地证等。

输出国家或地区官方出具的检疫证书（正本）。

输入动物、动物产品的需提供《中华人民共和国进境动植物检疫许可证》;分批进口的,还需提供许可证复印件进行核销。

输入活动物的应提供隔离场审批证明。

输入动物产品的应提供加工厂注册登记证书。

以一般贸易方式进境的肉鸡产品报检时还需提供由外经贸部门签发的《自动登记进口证明》;外商投资企业进境的肉鸡产品,还需提供外经贸主管部门或省级外资管理部门签发的《外商投资企业特定商品进口登记证明》复印件；以加工贸易方式进境的肉鸡产品，还应提供由外经贸部门签发的《加工贸易业务批准证》。

（二）实训操作要点

以下是三类动物及其产品在报检时应提交的随附单据列表：

入境动物及其产品报检随附单证要求

序号	商品类别	随　附　单　据
1	活动物	合同、发票、装箱单、提单、提货单、原产地证、检疫证书、进境动植物检疫许可证、隔离场审批证明
2	动物产品	合同、发票、装箱单、提单、提货单、原产地证、检疫证书、进境动植物检疫许可证（部分已不需要） 动物产品：加工厂注册登记证书
3	肉鸡产品	自动登记进口证明（一般贸易） 外商投资企业特定商品进口登记证明（外商投资企业） 加工贸易业务批准证（加工贸易）

二、实训操作案例

【业务操作背景】　河南国海进出口贸易有限公司（4101108476）自韩国的 PB I/E CORPORTATION　进口一批羊皮（商品编码为 4102291000），货物总值为 20 000 美元。委托大连大兴商贸有限公司（2102900112）代理报检。货物于 2013 年 6 月 24 日抵达大连口岸。

使用了一个标准集装箱，集装箱号为 MUBL4459040/771126。

报检员为 kkk。

【要求】

（1）请根据下面的提单填制入境货物报检单。

（2）分析进口羊皮报检还应提交哪些随附单据。

BILL OF LADING

CONSIGNOR: PB I/E CORPORTATION **BUSAN KOREA**		OUR BOOK No. : **24JFK5466J**	B/L No. : **ZW780321**
CONSIGNEE: **HENAN GH IMP/EIP CO. , LTD.** **No. 34 GUANGZHOU ROAD, ZHENGZHOU, CHINA**		REMARKS:	
NOTIFY PARTY: **DALIAN DAXING COMMERCIAI & TRADE CO. , LTD.** **No. 176 ZHONGSHAN ROAD, DALIAN, CHINA**			

PORT OF LOADING: **SYDNEY**	VESSEL: **START RIVER**	VOYAGE NO. **847E**	FLAG: **GERMANY**
PORT OF DISCHARGE: **DALIAN CHINA VIA INCHON**		PLACE OF DELIVERY:	

MARK	NO. OF PKGS	DESCRIPTION	GROSS WEIGHT	MEASUREMENT
GH BM	20 PLASTIC PALLETS		18 000 KGS	17 600 CBM
		SHEEP SKIN(AUSTRALIA ORIGIN) 2000PIECES PACKING: IN PLASTIC PALLETS CONTRACT No. : GH-002		

1×20′ CONTAINER

No. MBLU4459040/771126

DATE: Jun. 23,2013	LUCKY FERRY CO. , LTD.
BY _____	BY _____

中华人民共和国出入境检验检疫

入境货物报检单

报检单位(加盖公章):大连大兴商贸有限公司　　　　　　　　　　*编　号:＿＿＿＿＿＿

报检单位登记号:2102900112　　　　联系人:kkk　电话:456789123　　报检日期:2013 年 6 月 24 日

收货人	(中文)河南国海进出口贸易有限公司		企业性质(划"√")	□ 合资　　□ 合作　　□ 外资		
	(外文)HENAN　GH　IMP/EXP　CO.，LTD.					
发货人	(中文)					
	(外文)PB　I/E　CORPORTATION					

货物名称(中/外文)	H.S. 编码	产地	数/重量	货物总值	包装种类及数量
羊皮 SHEEP SKIN	4102291000	澳大利亚	2 000 张/ 18 000 千克	20 000 美元	20 塑料托盘

运输工具名称及号码		船舶/START RIVER/847E		合同号		GH-002
贸易方式	一般贸易	贸易国别(地区)	韩国	提单/运单号		ZW780321
到岸日期	2013.06.24	启运国家(地区)	澳大利亚	许可证/审批号		***
卸毕日期	2013.06.24	启运口岸	悉尼	入境口岸		大连
索赔有效期至	***	经停口岸	仁川	目的地		郑州
集装箱规格、数量及号码		1×20′　MUBL4459040/771126				
合同订立的特殊条款 以及其他要求		***	货物存放地点		大连××路××号	
			用　　途		其他	

随附单据(划"√"或补填)		标记及号码	*外商投资财产(划"√")		□ 是　否
☑ 合同	□ 到货通知		*检验检疫费		
☑ 发票	☑ 装箱单				
☑ 提/运单	□ 质保书		总金额 (人民币元)		
□ 兽医卫生证书	□ 理货清单				
□ 植物检疫证书	□ 磅码单				
☑ 动物检验证书	□ 验收报告		计费人		
□ 卫生证书	□				
☑ 原产地证			收费人		
□ 许可/审批文件					

报检人郑重声明:	领取证单	
1. 本人被授权报检。 2. 上列填写内容正确属实。 　　　　　　　　　　签名:　KKK	日期	
	签名	

注:有"＊"号栏由出入境检验检疫机关填写　　　　　　　　　◆国家出入境检验检疫局制

本批货物报检时应提交随附单：

（1）一般单证：合同、发票、装箱单、提单、提货单。

（2）特殊单证：原产地证、输出国签发的检疫证书。

三、能力迁移训练

【业务操作背景】　DDE 公司在 2013 年 8 月 25 日向美国 ABC 公司进口一批冻猪肉（检验检疫类别 P. R/Q. S），货物在香港转船。公司报检员为王强。

【要求】

（1）请根据下面所提供提单完成报检单填制。

（2）列举报检应提交随附单据。

BILL OF LOADING

CONSIGNOR ABC TRADING CO. , LTD. LONG BEACH USA		OUR BOOING NO. ： ABC 123456		B/L No. ： Q123456
CONSIGNOR DDE SHIPPING CO. , LTD. 233 QUEEN AVENUE, HONGKONG CHINA		REMRKS		
NOTIFT PARTY： AS CONSIGNEE				
FORT OF LOADING SAN FRANCISCO	VESSEL NEW START	VOYAGE No. ： 407E		FLAG CANADA
PORT OF DISCHARGE： HONGKONG		PLACE OF DELIVERY SHANGHAI, CHINA		

MARK	No. OF PKGS	DESCRIPTION OF GOODS	GIOSS WEIGHT	MEASUREMENT
N/M	100 CARTONS		26000 KGS	30. 600 CBM

FROZEN PORE H. S. 020321

25 KGS NET PER CARTON－18℃

CONTRACT NO. RE010203

1×40′ CONTAINER ONLY

COSU2376567/981263

FREIGHT PAID	NO. OF ORIGINAL(3)
PLACE AND DATE OF ISSUE：SAN FRANCISCO OCT. 10,2013　　　　　MASTER FORWARD(CHINA)CO. , LTD.	
LADEN ON BOARD：OCT. 10,2013	

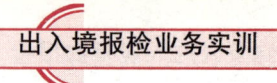

BILL OF LOADING

CONSIGNOR DDE SHIPPING CO. , LTD. 233QUEEN AVENUE, HONG KONG, CHINA		OUR BOOING NO. : 6	B/L No. : YLDO3898980
CONSIGNOR FFG FOODSTUFF IMP & EXP (BEIJING)CO. , LTD 175 CHANG AN STREET, BEIJING CHINA		REMRKS	
NOTIFT PARTY: HHI FOODSTUFF CO. , LTD TEL:021-85607878 FAX:021-85607979			

FORT OF LOADING HONG KONG	VESSEL SEA EXPRESS	VOYAGE No. : 230E	FLAG CHINA

PORT OF DISCHARGE: SHANGHAI, CHINA		PLACE OF DELIVERY SHANGHAI, CHINA	

MARK	No. OF PKGS	DESCRIPTION OF GOODS	GIOSS WEIGHT	MEASUREMENT
N/M	100 CARTONS		26 000 KGS	30. 600 CBM
		FROZEN PORE		
		25 KGS NET PER CARTON		
		−18℃		

1×40′ CONTAINER ONLY
COSU2376567/356338

FREIGHT PAID	NO. OF ORIGINAL(3)

FLACE AND DATE OF ISSUE:HONG KONG NOV. 15,2013

MASTER FORWARD(CHINA)CO. , LTD.

LADEN ON BOARD:NOV. 15,2013

中华人民共和国出入境检验检疫
入境货物报检单

报检单位(加盖公章)：　　　　　　　　　　　　　　* 编　号：＿＿＿＿＿＿＿＿

报检单位登记号：　　　联系人：　　　电话：　　　报检日期：　年　月　日

收货人	(中文)		企业性质(划"√")		□合资　□合作　□外资
	(外文)				
发货人	(中文)				
	(外文)				

货物名称(中/外文)	H. S. 编码	产地	数/重量	货物总值	包装种类及数量

运输工具名称及号码				合同号	
贸易方式		贸易国别(地区)		提单/运单号	
到岸日期		启运国家(地区)		许可证/审批号	
卸毕日期		启运口岸		入境口岸	
索赔有效期至		经停口岸		目的地	

集装箱规格、数量及号码			
合同订立的特殊条款 以及其他要求		货物存放地点	
		用　途	

随附单据(划"√"或补填)		标记及号码	* 外商投资财产(划"√")　□是　否
□ 合同　　□ 到货通知			* 检验检疫费
□ 发票　　□ 装箱单			
□ 提/运单　□ 质保书			总金额 (人民币元)
□ 兽医卫生证书　□ 理货清单			
□ 植物检疫证书　□ 磅码单			
□ 动物检验证书　□ 验收报告			计费人
□ 卫生证书　□			
□ 原产地证			收费人
□ 许可/审批文件			

报检人郑重声明：	领取证单	
1. 本人被授权报检。	日期	
2. 上列填写内容正确属实。		
签名：＿＿＿＿	签名	

注:有"＊"号栏由出入境检验检疫机关填写　　　　　　◆ 国家出入境检验检疫局制

任务二　入境植物及其产品报检

一、实训操作指南

（一）实训操作原理

入境植物及其产品报检的范围和特殊报检要求如下。

1. 种子、苗木

入境植物种子、种苗，货主或者代理人应当按照我国引进种子的审批规定，事先向农业部、国家林业局、各省植物保护站、林业局等有关部门申请办理《引进种子、苗木检疫审批单》。入境后需要进行隔离检疫的，还要向出入境检验检疫机构申请隔离场或临时隔离场。带介质土的还需办理特许审批。

在植物种子、种苗入境前，货主或其代理人应持有关资料向出入境检验检疫机构报检，预约检疫时间。经出入境检验检疫机构实施现场检疫或处理合格的，签发《入境货物通关单》。

货主或其代理人报检时应填写《入境货物报检单》并随附合同、发票、提单、《引进种子、苗木检疫审批单》及输出国官方植物检疫证书、产地证等有关文件。需调往货物目的地检验检疫的，还需提供目的地检验检疫机构出具的"准许调入函"。来自美国、日本、韩国以及欧盟（15 个国家）的货物，应按规定提供有关包装情况的证书和声明。

2. 水果、烟叶和茄科蔬菜

进口水果、烟叶和茄科蔬菜（主要有番茄、辣椒、茄子等）需事先提出申请，办理检疫审批手续，取得《中华人民共和国进境动植物检疫许可证》。

在入境前货主或其代理人应持有关资料向口岸出入境检验检疫机构报检，约定检疫时间，入境果蔬经口岸出入境检验检疫机构检疫合格的，签发《入境货物通关单》准予入境。

报检时应填写入境货物报检单并随附合同、发票、提单、《进境动植物产品检疫许可证》及输出国官方植物检疫证书、产地证等有关文件。

3. 粮食和饲料

入境的粮食和饲料。"粮食"是指禾谷类、豆类、薯类等粮食作物的籽实及其加工产品；"饲料"是指粮食、油料经加工后的副产品。

国家质检总局对入境粮食和饲料实行检疫审批制度。货主或者其代理人应在签订贸易合同前在直属出入境检验检疫局办理初审后送国家质检总局办理检疫审批手续。货主或者其代理人应将《中华人民共和国进境动植物检疫许可证》规定的入境粮食和饲料的检疫要求在贸易合同中列明。

货主或者其代理人应当在粮食和饲料入境前向入境口岸检验检疫机构报检，报检时应填写入境货物报检单并提供《中华人民共和国进境动植物检疫许可证》、贸易文件（合同、信用证等)约定的检验方法标准或成交样品、输出国官方植物检疫证书、发票、提单、产地证及其他有关文件。

4. 其他植物产品

进口原木须附有输出国家或地区官方检疫部门出具的植物检疫证书,证明不带有中国关注的检疫性有害生物或双边植物检疫协定中规定的有害生物和土壤。进口原木带有树皮的应在植物检疫证书中注明除害处理方法、使用药剂、剂量、处理时间和温度;进口原木不带树皮的,应在植物检疫证书中作出声明。

进口干果、干菜、原糖、天然树脂、土产类等,货主或者代理人应当根据这些货物的不同种类,对于那些需要办理检疫审批的,如干辣椒等,在货物入境前事先提出申请,办理检疫审批手续,取得许可证。在进口上述货物前应当持合同、输出国官方出具的植物检疫证书向有关出入境检验检疫机构报检,约定检疫时间。经出入境检验检疫机构实施现场检疫、实验室检疫合格或经检疫处理合格的,签发《入境货物通关单》,准予入境。

进口植物性油类及植物性饲料,包括草料、颗粒状或粉状成品饲料的原料和配料以及随动物出入境的饲料,货主或其代理人在进口上述货物前持合同、发票、输出国官方植物检疫证书等有关资料向出入境检验检疫机构报检,约定检验检疫时间。经检验检疫机构实施现场和实验室检疫合格的,签发《入境货物通关》,准予入境。

(二)实训操作要点

入境植物及其产品报检应提交的随附单据见下表。

入境植物及其产品报检随附单证要求

序号	商品类别	随附单据
1	植物种子、种苗	合同、发票、装箱单、提单、提货单、原产地证、检疫证书、引进种子、苗木检疫审批单、隔离场审批证明
2	植物产品	合同、发票、装箱单、提单、提货单、原产地证、检疫证书、进境动植物检疫许可证(部分不需要)

二、实训操作案例

【业务操作背景】　上海新星有限责任公司(自理报检单位备案号 3100600759)与日本(HAMOJIKA)公司签订外贸合同出口冷冻蔬菜,合同号为 LV201102FM,信用证结汇,许可证号为 5100700324。货物生产商为四川绿田蔬菜公司(自理报检单位备案号 5100600335)。

【要求】　请根据以下所提供的材料填制《出境货物报检单》。
FORM OF DOCUMENTAPY CREDIT:
IRREVOCABLE
DOCUMENTARY CREDITNUMBER
CJ20110326

DATE OF ISSUE

20110120

DATE AND PLACE OF EXPIRY

20110501CHINA

APPLICANT:

HAMOJIKA CO. , LTD.

NO. 1KOMEIROAD, TOKYO, JAPAN

BENEFICIARY

SHANGHAI NEW STAR CO. , LTD.

NO. 3 CHANGNING ROAD SHANGHAI, CHINA

CURRENCY CODE, AMOUNT

CURRENCY:USD(US DOLLOR)

AMOUNT:＄98.000

AVAH ABLE WTTH. BY

ANY BANK IN CHINA ON SIGHT BASIS BY NEGOTIATION

PARTIAI SHIPMENT:

ALLOWED

TRANSSHIPMENT:

PROHIBTTED

PORTOFLOADING

ANY MAIN PORT OF CHINA

PORT OF DISCHARGE

ANY MAIN PORT OF JAPAN

LATEST DATE OF SHIPMENT

20110218

DESCRIPTION OF GOODS AND/OP SERVICES:

FROZEN POTATO 1000PACKAGES/10000KGS

USD 9.8 PER KG

PACKING IN CARTON INNER PLASTIC BAG

ACCORDING TO SAEES CONTRACT NO. LV201102FM

TRADE TERMS C AND F OSAKA

DOCUMENTS REQUIRED

1. SIGNED COMMERCIAL INVOICE IN ONE ORIGINAL AND TOW COPIES

2. PACKING LIST IN ONE ORIGINAL SHOWING WEIGHT AND ME ASUREMENT PER PACKAGE

3. ORIGINAL CLEAN ON BOARD OCEAN BILLS OF LADING MADE OUT TO ORDER OF HAMOOJIKA CO. LTD. MARKED "FREIGHT COLLLECT"

4. INSPECTION CERTIFICATE ISSUED AND SIGNED BY HEAD OF SHANGHAIREPRESENTATIVE OFFICE OF HAMOJIKA CO. LYD.

5. QUALITY CERTIFICATE AND PHYTOSANITARY CERTIFICATE ISSUED BY CIQ（THE CONSIGNEE MUST BE HAMOJIKA CO. LTD. ）

ADDITIONAL CONDITIONS:

＋INSURANCE TO BE COVERED BY ULTIMATE BUYER

＋BILLS OF LADING MUST NOT SHOW THISL/C NO.

中华人民共和国出入境检验检疫

出境货物报检单

报检(加盖公章):四川绿田蔬菜有限公司　　　　　　　　　　* 编　号_____

报检单位登记号:5100600333　　联系人:宋新平　电话:35797563　　报检时间:2013 年 2 月 14 日

发货人	(中文) 上海新星责任有限公司					
	(外文) SHANGHAI NEW STAR CO.，LTD.					
收货人	(中文) 日本禾木佳公司					
	(外文) HAMOJIKA CO.，LTD.					

货物名称(中/外文)	H.S.编码	产地	数/重量	货物总值	包装种类及数量
冷冻马铃薯 FEOZEN POTATO	0710100000	四川	10 000 kgs	USD98 000	1 000 纸箱

运输工具名称号码	船舶		贸易方式	一般贸易	货物存放地点	工厂仓库
合同号	LV201302FM		信用证号	C120110326	用途	食用
发货日期	2013.02	输往国家(地区)	日本	许可证/审批号		510070032
启运地	上海	到达口岸	日本大阪	生产单位注册号		5100600335

集装箱规格、数量及号码		***

合同、信用证订立的检验检疫条款或特殊要求	标记及号码	随附单据(划"√"或补填)	
***	NewStar/HAMOJIKA	☑ 合同 ☑ 信用证 ☑ 发票 ☑ 换证凭证 ☐ 装箱单 ☐ 厂检单	☑ 包装性能结果 ☐ 许可/审批文件 ☐ 出口货物报关单 ☐ ☐ ☐

需要单证名称(划"√"或补填)		* 检验检疫费	
☐ 品质证书 __正__副 ☐ 质量证书 __正__副 ☐ 数量证书 __正__副 ☐ 兽医卫生证书 __正__副 ☐ 健康证书 __正__副 ☐ 卫生证书 __正__副 ☐ 动物卫生证书 __正__副	☑ 植物检验证书 __正__副 ☐ 熏蒸消毒证书 __正__副 ☐ 出境货物换证凭单 __正__副 ☐ 出境货物通关单 __正__副	总金额 (人民币元) 计费人 收费人	

报检人郑重声明: 1. 本人被授权报检。 2. 上列填写内容正确属实,货物无伪造或冒用他人的厂名、标志、认证标志,并承担货物质量责任。 　　　　　　　签名_____	领取证单	
	日期	
	签名	

三、能力迁移训练

【业务操作背景】 山西食品进出口公司（报检单位登记号 1401100165）出口一批绿豆（H. S. 编码 1201009900），由于市场原因，该批货物在国外销售不佳。经与国外客户协商，双方同意按出口单价将部分货物退运。请填制入境货物报检单，准备好随附单据。货物于 2013 年 4 月 18 日抵达天津新港。

【要求】

（1）请报检员根据以下单据填制入境货物报检单。

（2）列明应提交的随附单据。

INVOICE

CONSIGNOR： SHANXI FO ODSTUFFS IMP/EXP CO. , LTD. No. 345ZHONGSHAN ROAD, TAIYUAN, CHINA	No. ： ZW780321	DATE： JAN. 25. 2013
CONSIGNEE： VICTOR CO. , LTD. LONG BEACH, USA	L/C No. ： LC7584076584 BANK OF CHINA SHANGHAI BRANCH	DATE JAN. 20. 2013

| PORT OF LOADING：

DALIAN CHINA | VESSEL：

STAR RIVER
V. 092 | L/C No. ...

BANK OF CHINA
SHANGHAI BRANCH | |

MARK & NO.	DESCRIPTION OF GOODS	QUANTITY/ UNIT	UNIT PRICE	AMOUNT
			USD	USD
GHRU2980 SHANXI CHINA	SHANXI GREEN BEANS PACKING：IN BAG 300 BAGS/50KGS EACHPACKAGE ORIGIN：SHANXI CHINA CONTRACT No. ：GHRU2908			
			400. 00/TON	6000. 00

PORT OF DIS CHARGE：LONG BEACH　　CONTRACT No. ：CHRU2908

SHANXI FOODSTUFFS IMP/EXPCO. , LTD.

SIGNED BY _____

BILL OF LADING

CONSIGNOR: VICTORY CO. , LTD. LONG BEACH，USA		OUR BOOK No. : BY771126	B/L No. : QJ760125
CONSIGNEE: SHANXI FOODS TUFFS IMP/EXP CO. , LTD. No. 345 ZHONGSHAN ROAD. TAIYUAN. CHINA		REMARKS:	
NOTIFY PARTY: TIANJIN WUHE COMMERCLAL & TRADE CO. , LTD. No. 34 SHANDONG ROAD, TLANJIN, CHINA			

PORT OF LOADING: SAN FRANCISCO	VESSEL: SUN SEA	VOYAGE No. : 407E	FLAG: CANADA
PORT OF DISCHARGE: TIANJIN CHINA VIA YOKOHAMA		PLACEOF DELIVERY:	

MARK	No. OF PKGS	DESCRIPTION OF GOODS	GROSS WEIGHT	MEASUREMENT
N/M CBM	280 BAGS		14 000 KGS	10. 600
		GREEN BEANS (PETURNCAR GO) PACKING: IN 20 WOODEN PALLETS CONTRACT NO. : RE01 1×C20 CONTAINER PCIU4873009/981263		

DATE: Mar. 25，2013 BY _____	MASTER CO. LTD. BY _____

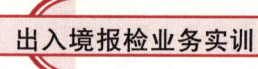

中华人民共和国出入境检验检疫
入境货物报检单

报检单位(加盖公章):　　　　　　　　　　　　　　　　　* 编号:_____

报检单位登记号:　　　　　联系人:　　　电话:　　　　　报检日期:　　年　月　日

收货人	(中文)	企业性质(划"√")	☐合资　☐合作　☐外资		
	(外文)				
发货人	(中文)				
	(外文)				

货物名称(中/外文)	H.S.编码	产地	数/重量	货物总值	包装种类及数量

运输工具名称及号码		合同号	
贸易方式		贸易国别(地区)	提单/运单号
到岸日期		启运国家(地区)	许可证/审批号
卸毕日期		启运口岸	入境口岸
索赔有效期至		经停口岸	目的地
集装箱规格、数量及号码			
合同订立的特殊条款以及其他要求		货物存放地点	
		用　途	

随附单据(划"√"或补填)		标记及号码	* 外商投资财产(划"√")　☐是　否
☐ 合同	☐ 到货通知		* 检验检疫费
☐ 发票	☐ 装箱单		
☐ 提/运单	☐ 质保书		总金额 (人民币元)
☐ 兽医卫生证书	☐ 理货清单		
☐ 植物检疫证书	☐ 磅码单		计费人
☐ 动物检验证书	☐ 验收报告		
☐ 卫生证书	☐		
☐ 原产地证			收费人
☐ 许可/审批文件			

报检人郑重声明:	领取证单	
1. 本人被授权报检。 2. 上列填写内容正确属实。 　　　　　　　　　　签名:_____	日期	
	签名	

注:有"*"号栏由出入境检验检疫机关填写　　　　　　◆ 国家出入境检验检疫局制

任务三　入境食品报检

一、实训操作指南

（一）实训操作原理

入境食品的报检范围及特殊报检要求如下。

1．入境食品的报检范围

入境食品的报检范围包括进口食品、食品添加剂、食品容器、食品包装容器、食品包装材料和食品用工具及设备等。

2．食品的报检程序

进口食品报检，报检人应该填写《入境食品报检单》，随附单据包括：

（1）进口贸易合同、发票、装箱单、提运单。

（2）进口食品原产地证书。

（3）《进出口食品标签审核证书》。

（4）输出国使用的农药、化肥、除草剂、熏蒸剂和生产食品的原料、添加剂、加工方法等有关资料及标准。

（5）以保健食品名义进口的食品，需要增加功能性复核实验项目，检验合格后签发《卫生证书》。

（6）进口食品经营者在批发、零售进口食品时，应当持口岸检验检疫机构签发的进口食品卫生证书正本或副本到当地检验检疫机构换取卫生证书。申请换证时，需填写《入境货物报检单》，并在报检单合同订立的特殊条款以及其他要求一栏中注明需要换领证书份数。

3．入境人类食品和动物饲料添加剂及原料产品是指根据国家质检总局、商务部、海关总署2007年第70号联合公告须纳入进出口检验检疫监管的124种产品。

报检时除提供合同、发票、提（运）单和装箱单等资料外，还应该注意：

（1）对申报用于人类食品或动物饲料添加剂及原料的产品，报检时须注明用于人类食品加工或用于动物饲料加工。

（2）对申报仅用于工业用途，不用于人类食品或动物饲料添加剂及原料的产品，企业须提交贸易合同及非用于人类食品和动物饲料添加剂及原料产品用途的证明。对检验检疫类别仅为R或S的，直接签发《出/入境货物通关单》；检验检疫类别非R或S的，按规定实施品质检验。

（3）进口124种入境人类食品和动物饲料添加剂及原料产品时，外包装上须印明产品用途（用于食品加工或动物饲料加工或仅用于工业用途），所印内容必须与向检验检疫机构申报用途一致。

（二）实训操作要点

入境食品、食品和动物饲料添加剂的入境报检应提交的随附单据如下。

入境食品及添加剂报检随附单证要求

序号	商品类别	随 附 单 据
1	食品	合同、发票、装箱单、提单、提货单、原产地证书、标签样张及翻译件、安全性评估材料、说明书、出入境食品包装备案书
2	食品和动物饲料添加剂（用于食品）	合同、发票、装箱单、提单、提货单
3	食品和动物饲料添加剂（用于工业）	合同、发票、装箱单、提单、提货单、证明

二、实训操作案例

【业务操作背景】 2013 年 3 月 22 日,上海中实进出口公司与法国 DENSE LIGHT SEMICONDUCTORS PTE LTD. 公司签订进口合同,采购一批威士忌(H. S. 编码 2208300000),该批货物以空运方式在 5 月 20 日抵达上海浦东机场,上海中实进出口公司的报检员马君已经准备好合同、发票、装箱单等随附单据。

【要求】

(1) 请根据以下随附单据填制入境货物报检单。

(2) 列明进口威士忌还需要提交哪些随附单证。

具体操作如下:

(1) 采购合同如下。

上海中实进出口公司

SHANGHAI ZHONGSHI IMPORT & EXPORT CORPORATION

328 SHANXI ROAD SHANGHAI, CHINA

购 货 合 同 书	P/C NO. :SOT0405127
PURCHASE CONTRACT	DATE:MAR 22,2013

买　　方:

The Buyer:SHANGHAI ZHONGSHI IMPORT & EXPORT CORPORATION

328 SHANXI ROAD SHANGHAI, CHINA

TEL:021-62781456　　FAX:021-62781454

卖　　方:

The Sellers:DENSE LIGHT SEMICONDUCTORS PTE LTD.

6 CHANGJ NORTH STREET PARIS FRANCE

TEL:65-64157986　　FAX:65-64157988

本合同由买卖双方订立,根据本合同规定的条款,买方同意购买,卖方同意出售下述商品:

This Contract is made by and between the Buyer and Seller, whereby the Buyer agrees to buy and the Seller agrees to sell the under-mentioned commodity according to the terms and conditions stipulated below.

1．商品名称、规格、数量及单价：

COMMODITY, SPECIFICATIONS, QUANTITY AND UNIT PRICE：

商品名称及规格	数量	单价	总值
WHISKY MACALLEN HIGHLAND MALT 18 YRS 75 cl ROYAL SALUTE 70 cl	100 PCS 100 PCS	CIF SHANGHAI USD 1 100.00 USD 1 100.00	USD 5 500.00 USD 5 500.00

2．原产地国与制造商：

COUNTRY OF ORIGIN AND MANUFACTURER：SINGAPORE, Dense Light Semiconductors Pte Ltd.

3．包装：必须以适合海运、防湿、防潮、防震、防静电、耐粗暴搬运的卖方标准包装，5 件装 1 箱。

PACKING：To be packed in the Seller's standard export packing suitable for long distance ocean transport and well protected against dampness, moisture, shock, static and rough handling. Packed in 1 carton of 5 pcs each.

S. F. C

SOT0405127

PARIS

4．唛头：

SHIPPING MARK：

5．装运日期：2013 年 5 月 20 日前

DELIVERY：BEFORE　MAY.20，2013

6．启运地：巴黎机场

AIRPORT OF DEPARTURE：PARIS AIRPORT FRANCE

7．目的地：中国浦东机场

AIRPORT OF DESTINATION：PUDONG AIRPORT CHINA

8．分批装运：不允许

PARTIAL SHIPMENTS：NOT ALLOWED

9．转运：允许

TRANSSHIPMENT：ALLOWED

10．付款条件：30% 前 T/T、70%后 T/T

TERMS OF PAYMENT：BY 30% T/T IN ADVANCE, THE OTHERS 70% T/T AFTER SHIPMENT

11．保险：由卖方按发票全部金额加一成投保一切险和战争险

Insurance：For 110 Percent Of The Invoice Value Covering All Risks By The Seller

12．单据：卖方提供下列单据

DOCUMENTS：The seller shall present the following documents to the paying bank.

1）签字的商业发票三份，注明合同号。

Three copies of Signed Commercial Invoice indicating contract number.

2）装箱单三份。

Three copies of Packing List.

3）保险单正本二份

Two Insurance Policy of Original

4）空运单正本二份

Two Air Waybill of Original

5）卖方应在货物发运后 12 小时将合同编号、商品名称、数量、毛重、航次及日期电告买方。

within 12 hours after the goods are completely loaded，the Seller shall FAX to notify the Buyer of the contract number，name of commodity，quantity，gross weight，B/L No. and the date of delivery.

13. 检验和索赔：在本合同第 10 条规定的保证期限内，如发现货物的质量及/或规格与本合同规定不符或发现货物无论任何原因引起的缺陷包括内在缺陷或使用不良的原料，买方应申请商检局检验，并有权根据商检证向卖方索赔。卖方收到买方索赔通知后，如果在 30 天内不答复，应视为卖方同意买方提出的一切索赔。

INSPECTION AND CLAIMS：Within the guarantee period stipulated in Clause 10 hereof should the quality/ weight and/or the specifications of the goods be found not in with the contracted stipulations，or should the goods prove defective for any reasons，including latent defect or the use of unsuitable materials，the Buyer shall arranges for an Inspection to be carried out by the Bureau and have the right to claim against the Sellers on the strength of the inspection certificate issued by the Bureau. Any and all claims shall be regarded as accepted if the Sellers fail to reply within 30 days after receipt of the Buyer's claim.

Buyer：
SHANGHAI FOOD IMPORT & EXPORT CORPORATION
李永

Seller：
Dense Light Semiconductors Pte Ltd
NATHAN

（2）商业发票如下。

DENSE LIGHT SEMICONDUCTORS PTE LTD. 6 CHANGJ NORTH STREET PARIS FRANCE TEL：65-64157986　　FAX：65-64157988	**Commercial Invoice** **INVOICE NO.** EXY070931 **DATE：** MAY. 12, 2013
SHANGHAI ZHONGSHI IMPORT & EXPORT CORPORATION 328 SHANXI ROAD SHANGHAI, CHINA TEL：021-62781456　　FAX：021-62781454	**PAYMENT TERMS：** 30％ T/T IN ADVANCE, 70％ T/T AFTER SHIPMENT

MARKS：	S. F. C SOT0405127 PARIS C/NO. 1-40

SHIPPED FROM	PARIS	SHIPPED TO	SHANGHAI

DESCRIPTION	QUANTITY	UNIT PRICE	TOTAL AMOUNT
WHISKY		CIF SHANGHAI	
MACALLEN HIGHLAND MALT 18 YRS 75 cl	100 PCS	USD 55.00	USD 5 500.00
ROYAL SALUTE 70 cl	100 PCS	USD 55.00	USD 5 500.00 USD 11 000.00

SAY U. S. DOLLARS ELEVEN THOUSAND ONLY

NATHAN
DENSE LIGHT SEMICONDUCTORS PTE LTD.

（3）装箱单如下。

DENSE LIGHT SEMICONDUCTORS PTE LTD. 6 CHANGJ NORTH STREET PARIS FRANCE TEL：65-64157986　　FAX：65-64157988	**Packing list** **INVOICE NO.** EXY070931 **DATE：** MAY. 12, 2013
SHANGHAI FOOD IMPORT & EXPORT CORPORATION 328 SHANXI ROAD SHANGHAI, CHINA TEL：021-62781456　　FAX：021-62781454	**AYMENT TERMS：** 30％ T/T IN ADVANCE, 70％ T/T AFTER SHIPMENT

MARKS：	S. F. C SOT0405127 PARIS C/NO. 1-40

SHIPPED FROM	PARIS	SHIPPED TO	SHANGHAI

PACKAGES	DESCRIPTION	QUANTITY	GROSS WEIGHT	NET WEIGHT
40	WHISKY MACALLEN HIGHLAND MALT 18 YRS 75 cl ROYAL SALUTE 70 cl	100 PCS 100 PCS	8/160 KGS 8/160 KGS	7/140 KGS 7/140 KGS
	TOTAL	200 PCS	320 KGS	280 KGS

SAY TOTAL FORTY CARTONS ONLY.

NATHAN
DENSE LIGHT SEMICONDUCTORS PTE LTD.

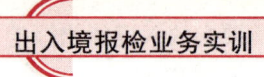

（4）空运单如下。

Shipper' Name and Address	Shipper's Account Number 01458798-54	Not negotiable Air Waybill Issued by	PARIS ASIA AIRWAYS COMPANY, LTD 2411 TOHNKAWA HNKWA PARIS FRANCE
DENSE LIGHT SEMICONDUCTORS PTE LTD. 6 CHANGJ NORTH STREET PARIS FRANCE TEL: 65-64157986 FAX: 65-64157988			

Consignee's Name and Address	Consignee's Account Number SZR80066686	Copies 1, 2 and 3 this Air Waybill are originals and have the same validity
SHANGHAI FOOD IMPORT & EXPORT CORPORATION 328 SHANXI ROAD SHANGHAI, CHINA TEL: 021-62781456 FAX : 021-62781454		It is agreed that goods described herein are accepted in apparent good order and condition (except as noted) for carriage SUBJECT TO THE CONDITIONS OF CONTRACT ON THE REVERSE HEREOF. ALL GOODS MAY BE CARRIED BY ANY OTHER MEANS INCLUDING ROAD OR ANY OTHER CARRIER UNLESS SPECIFIC CONTRARY INSTRUCTIONS ARE GIVEN HEREON BY THE SHIPPER, AND SHIPPER AGREES THAT THE SHIPPMENT MAY BE CARRIED VIA INTERMEDIATE STOPPING PLACES WHICH THE CARRIER DEEMS APPROPRIATE. THE SHIPPER'S ATTENTION IS DRAWN TO THE NOTICE CONCERNING CARRIER'S LIMI TATION OF LIABILITY. Shipper may increase such limitation of limitation of liability by declaring a higher value for carriage and paying a supplemental charge if required.

Issuing Carrier's Agent Name and City	Accounting Information
Sinotrans Air Transportation De 989DONGFANG ROAD SHANGHAI P.R.OF CHINA	FREIGHT: PREPAID

Agents IATA Code 08321550	Account No.	🖥 MAP D =20 (1.6 CBM)

Airport of Departure (Addr. Of First Carrier) and Requested Routing

PARIS AIRPORT

To	By First Carrier	Routing and Destination	To	By	To	By	Currency USD	Chgs Code	WT/VAL PPD ××	WT/VAL COLL	Other PPD ××	Other COLL	Declared Value for Carrier N.V.D	Declared Value for Customs N.C.V

Airport of Destination PUDONG SHANGHAI	Requested Flight/Date JAA0614	Amount of Insurance	If shipper requests insurance in accordance with the conditions thereof indicate amount to be insures in figures in box marked "Amount of Insurance".

Handing Information

No. of Place RCP	Gross Weight	kg lb	Rate Class Commodity Item No.	Chargeable Weight	Rate/Charge	Total	Nature and Quantity of Goods (Incl. Dimensions or Volume)
40	320	K	Q	320	4.12	1 319.00	WHISKY 1.6 CBM

Prepaid	Weight Charge 1319.00	Collect	Other Charges
	Valuation Charge		AWB FEE : 81.00
	Tax		

Total other Charges Due Agent 81.00	Shipper certifies that particular's on the face hereof are correct and agrees THE CONDITIONS ON REVERSE HEREOF:
Total other Charges Due Carrier	OSAKA / AIR EXPORT 小山一郎 Signature Shipper or his Agent

Total Prepaid 1400.00	Total Collect	Carrier certifies that the goods described hereon are accepted for carriage subject to THE CONDITION OF CONTRACT ON THE REVERSE HEREOF. The goods then being in apparent good order and condition except as noted hereon.
Currency Conversion Rate	CC Charges in Dest. Currency	MAY.20,2008 PARIS,FRANCE PARIS ASIA AIRWAYS COMPANY,LTD
For Carriers Use only at Destination	Charges at Destination	Executed on (date) at (place) Signature of issuing Carrier
	Total Collect Charges	788-905 0945

（5）入境货物报检单如下。

中华人民共和国出入境检验检疫
入境货物报检单

报检单位（加盖公章）：

报检单位登记号：12547××××× 联系人：马君 电话：62781456

* 编 号：7712152478

报检日期：2013 年 5 月 22 日

收货人	（中文）上海和睦进出口公司	企业性质（划"√"）		□ 合资 □ 合作 □ 外资
	（外文） SHANGHAI HEMU IMPORT & EXPORT CORPORATION			
发货人	（中文）			
	（外文）DENSE LIGHT SEMICONDUCTORS PTE LTD			

货物名称（中/外文）	H. S. 编码	原产国	数/重量	货物总值	包装种类及数量
WHISKY MACALLEN HIGHLAND MALT 18 YRS 75 cl ROYAL SALUTE 70 cl	830 000	法国	200 PCS	11 000.00 美元	40 箱

运输工具名称及号码				合同号	SOT0405127
贸易方式	一般贸易	贸易国别（地区）	法国	提单/运单号	TU108286
到货日期	2013.5.21	启运国家（地区）	法国	许可证/审批号	312098734
卸货日期	2013.5.21	启运口岸	巴黎	入境口岸	吴淞海关
索赔有效期至	2014.5.21	经停口岸		目的地	上海
集装箱规格、数量及号码					
合同订立的特殊条款以及其他要求		货物存放地点		上海逸仙路 100 号	
		用 途		自营内销	

随附单据（划"√"或补填）		标记及号码	* 外商投资财产（划"√"） □ 是 □ 否	
☑ 合同	□ 到货通知	S. F. C SOT0405127 PARIS C/NO. 1-40	* 检验检疫费	
☑ 发票	☑ 装箱单			
☑ 提/运单	□ 质保书			
□ 兽医卫生证书	□ 理货清单		总金额（人民币元）	
□ 植物检疫证书	□ 磅码单			
□ 动物检验证书	□ 验收报告			
□ 卫生证书	□			
□ 原产地证			计费人	
☑ 许可/审批文件				

酒类产品进口时报检除了填制报检单外，还应提供：

（1）基本单据，包括合同或信用证、发票、装箱单、提单。

（2）特殊证单，包括原产地证、卫生证书、标签样张及翻译件。

三、能力迁移训练

【业务操作背景】 2013 年 2 月 28 日,上海德生公司与沙特阿拉伯 NEO GENERAL TRADING CO. 公司签订合同购买一批沙拉调味酱,下面是相关的外贸单证。

【要求】

（1）请根据相关资料填写入境货物报检单。

（2）请列举沙拉调味酱报检所需提供的随附单据。

COMMERCIAL INVOICE

To：SHANGHAI PORT，CHINA

From：NEO GENERAL TRADING CO.
Letter of Credit No.： 0091LC123756

Invoice No.： 2013SDT001
Invoice Date：2013-04-18
S/C No.： DESUN 2013026
S/C Date：Feb. 28, 2013
To：Shanghai
Date：2009MAR22

Marks and Numbers	Number and kind of package Description of goods	Quantity	Unit Price	Amount
ROSE BRAND 178/2009 RIYADH	ABOUT 1 700 CARTONS CANNED SALAD SAUSE PIECES & STEMS 24 TINS X 425 GRAMS NET WEIGHT （D. W. 227 GRAMS） AT USD7. 80 PER CARTON. ROSE BRAND.	1 700 CARTONS	USD 7. 80	USD 13 260. 00
	TOTAL：			USD 13 260. 00

SAY TOTAL：DOLLAR THIRTEEN THOUSAND TWO HUNDRED AND SIXTY ONLY

PACKING LIST

To： SHANGHAI PORT，CHINA

From： NEO GENERAL TRADING CO.
Letter of Credit No. ： 0091LC123756

Invoice No. ：	2013SDT001
Invoice Date：	2013-04-18
S/C No. ：	DESUN 2013026
S/C Date：	Feb. 28，2013
To：	SHANGHAI
Date of Shipment：	2013-04-25

Marks and Numbers	Number and kind of package Description of goods	Quantity	Package	G. W	N. W	Meas.
ROSE BRAND 178/2009 RIYADH	ABOUT 1 700 CARTONS CANNED SALAD SAUSE PIECES & STEMS 24 TINS X 425 GRAMS NET WEIGHT (D. W. 227 GRAMS) AT USD 7. 80 PER CARTON. ROSE BRAND.	1 700 CARTONS	EXPORTED BROWN CARTON	19 074 KGS	17 340 KGS	22. 80 CBM
TOTAL：		1 700 CARTONS	EXPORTED BROWN CARTON	19 074 KGS	17 340 KGS	22. 80 CBM

SAY TOTAL：DOLLAR THIRTEEN THOUSAND TWO HUNDRED AND SIXTY ONLY

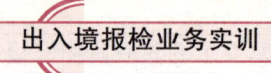
BILL OF LADING

SHIPPER NEO GENERAL TRADING CO. P. O. BOX 99552, RIYADH 22766, KSA TEL：00966-1-4659220 FAX：00966-1-4659213	B/L NO. DESUN2009026 COSCO 中国远洋运输（集团）总公司 CHINA OCEAN SHIPPING（GROUP）CO.
CONSIGNEE DESUN TRADING CO. , LTD. SAUSE2901 HUARONG MANSION NO. 85 GUANJIAQIAO, NANJING 210005，CHINA TEL：0086-25-4715004 FAX：0086-25-4711363	*ORIGINAL* Combined Transport Bill of Lading

NOTIFY PARTY same as consignee

Vessel and VOY NO. BY VESSEL 28ED07	PLACE OF RECEIPT DAMMAM CY	
	PLACE OF DELIVERY SHANGHAI CY	
PORT OF DISCHARGE SHANGHAI PORT	PORT OF LOADING DAMMAM PORT, SAUDI ARABIA	FINAL DESTINATION FOR THE MERCHANT'S REFERENCE XUZHOU, JIANGSU

MARKS ROSE BRAND 178/2009 RIYADH	NOS. & KINDS OF PKGS ABOUT 1700 CARTONS CANNED SALAD SAUSE PIECES & STEMS 24 TINS × 425 GRAMS NET WEIGHT	DESCRIPTION OF GOODS SALAD SAUSE	G. W. (KG) 19 074 KGS	MEASUREM ENT(CBM) 22. 80

TOTAL NUMBER OF CONTAINERS OR PACKAGES(IN WORDS) ABOUT 1700 CARTONS

FREIGHT & CHARGES COLLECT	REVENUE TONS USD 13 260. 00	PAYABLE AT SHANGHAI	PLACE AND DATE OF ISSUE Apr. 27，2013
TOTAL PREPAID USD 13 260. 00	NUMBER OF ORIGINAL B(S)L THREE	SIGNED FOR THE CARRIER	
DATE Apr. 27，2013	LOADING ON BOARD THE VESSEL BY BY VESSEL28ED07	中国远洋运输（集团）总公司 CHINA OCEAN SHIPPING (GROUP) CO. ×××	

中华人民共和国出入境检验检疫
入境货物报检单

报检单位(加盖公章)：　　　　　　　　　　　　　　　　　* 编　号：_____

报检单位登记号：　　　　　　　联系人：　　　电话：　　　报检日期：　　年　月　日

收货人	(中文)		企业性质(划"√")		□合资　□合作　□外资	
	(外文)					
发货人	(中文)					
	(外文)					

货物名称(中/外文)	H.S.编码	产地	数/重量	货物总值	包装种类及数量

运输工具名称及号码		合同号	

贸易方式		贸易国别(地区)		提单/运单号	
到岸日期		启运国家(地区)		许可证/审批号	
卸毕日期		启运口岸		入境口岸	吴淞海关
索赔有效期至		经停口岸		目的地	上海

集装箱规格、数量及号码	

合同订立的特殊条款 以及其他要求		货物存放地点	上海逸仙路5号
		用　途	自营内销

随附单据(划"√"或补填)		标记及号码	* 外商投资财产(划"√")　□是　否
□合同　　　□到货通知			* 检验检疫费
□发票　　　□装箱单			
□提/运单　　□质保书			总金额 (人民币元)
□兽医卫生证书　□理货清单			
□植物检疫证书　□磅码单			
□动物检验证书　□验收报告			计费人
□卫生证书　　□			
□原产地证			收费人
□许可/审批文件			

报检人郑重声明： 1. 本人被授权报检。 2. 上列填写内容正确属实。 　　　　　　　　　　签名：_____	领取证单	
	日期	
	签名	

注：有"*"号栏由出入境检验检疫机关填写　　　　　　　◆ 国家出入境检验检疫局制

任务四　入境机电产品报检

一、实训操作指南

（一）实训操作原理

我国对于重要的进口机电仪器类和大型的成套设备，收货人应依照合同在出口装运前派人进行预检、监造或监装。对重大进口设备或成套工程项目，检验机构应驻现场检验，参与检验方案、检验制度的制定，督促建设单位按照规定，严格把好质量关。此外。对于下列进口的机电产品有特殊的报检要求。

1. 强制性产品认证

国家对涉及人类健康和动植物生命和健康，以及环境保护和公共安全的产品实行强制性认证制度。自 2002 年 5 月 1 日起，列入《中华人民共和国实施强制性产品认证的产品目录》内的商品，在报检时除填写入境货物报检单并随附有关的外贸证单外，还应提供认证证书复印件并在产品上加施认证标志。

强制性产品认证目录参看书后附录 4。

2. 进口许可证民用商品入境验证

民用商品入境验证是指对国家实行强制性产品认证的民用商品，在通关入境时由出入境检验检疫机构核查其是否取得必需的证明文件。

对列入《法检目录》内的检验检疫类别为"L"的进口商品的收货人或其代理人，在办理进口报检时，应当提供有关进口许可的证明文件。口岸检验检疫机构对其认证文件进行验证，必要时对其货证的相符性以及认证标记进行查验。

3. 入境旧机电产品

进口的旧机电产品必须符合我国有关安全、卫生和环境保护的国家技术规范的强制性要求。进口旧机电产品未经检验或者经检验不符合我国有关要求的不得销售、安装和使用。部分旧机电应根据需要备案、实施装运前检验，报检时应提交相关备案书、装运前检验报告及证书等。

4. 入境电池产品

为加强电池产品汞污染的防治工作，自 2001 年 1 月 1 日起，进出口电池产品汞含量由检验检疫机构实施强制检验。进出口电池产品实行备案和汞含量年度专项检测制度。汞含量专项检测由国家质检总局核准实施进出口电池产品汞含量检测的实施室实施。进口电池产品的收货人或其代理人在报检时应提供《进出口电池产品备案书》。

（二）实训操作要点

对于机电产品，除了一般应提交的合同、发票、装箱单、提单等，还应根据各类商品的特殊报检要求提供相关的证书或审批、认可文件。

入境机电产品报检随附单证要求

序号	类　型	入境报检随附单证
1	强制性产品认证产品	合同、发票、装箱单、提单、CCC证书及标志
2	进口许可证民用商品	合同、发票、装箱单、提单、CCC证书及标志、许可证明文件
3	旧机电	合同、发票、装箱单、提单 需装运前检验:进口旧机电装运前检验备案书、进口旧机电产品装运前检验报告、进口旧机电产品装运前预检验证书 无需装运前检验:进口旧机电产品免装运前预检验证明书
4	电池	合同、发票、装箱单、提单、进出口电池产品备案书
5	成套设备	合同、发票、装箱单、提单、CCC证书及标志
6	非氯氟烃(CFCs)为制冷剂、发泡剂的家用电器、压缩机	合同、发票、装箱单、提单、提货单、产品说明书、技术文件、供货商证明、CCC证书及标志

二、实训操作案例

【业务操作背景】　广州鸿达外贸股份有限公司(备案登记号为4401600132)于2012年10月1日从日本购进丰田霸道(商品编号8703235201,检验检疫类别为L.M/N)一批,货物海运由广州口岸入境,目的地为广州市。广州鸿达外贸股份有限公司自行办理报检。B/L NO. cos12345,货物存放于广州市黄埔一号仓库。

【要求】

(1)根据相关资料填写入境货物报检单。

(2)请列举进口汽车报检所需提供的随附单据。

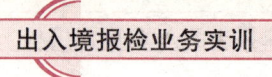
JAPANESE TOYOTA COMPANY SALES CONTRACT

卖方
SELLER: JAPANESE TOYOTA COMPANY
HUARONG MANSION RM2901 NO.85 GUANJIAQIAO,
NANJING 210005, CHINA
TEL:
FAX:

编号 **NO.:** 10TF8888
日期 **DATE:** Oct. 1, 2012

买方
BUYER: GUANGZHOU HONGDA FOREIGN TRADE COMPANY.
6 YADUN STREET, HAIZHU DISTRICT
TEL: 659220
FAX:

买卖双方同意以下条款达成交易:
This contract Is made by and agreed between the BUYER and SELLER, in accordance with the terms and conditions stipulated below.

1. 品名及规格 Commodity & Specification	2. 数量 Quantity	3. 单价及价格条款 Unit Price & Trade Terms	4. 金额 Amount
TRJ120L-GKAEKV 2.4L VVT-I ENGINE COLOUR: PEARL WHITE	5 SETS	USD 60 000.00	**USD 300 000.00**
Total:	5		**USD 300 000.00**

允许   溢短装,由卖方决定
With   More or less of shipment allowed at the sellers' option

5. 总值   USD THREE HUNDRED THOUNSANS ONLY.
   Total Value

6. 包装   EXPORTED BROWN CARTON
   Packing

7. 唛头   Marks & Number
   Shipping Marks

8. 装运期及运输方式   Not Later Than NOV. **1 2012** BY VESSEL
   Time of Shipment & means of Transportation

9. 装运港及目的地   From : TOKYO, JAPAN
   Port of Loading & Destination   To : HUANGPU, CHINA

10. 保险   TO BE COVERED BY THE BUYER.
    Insurance

11. 付款方式   T/T
    Terms of Payment

12. 备注
    Remarks

The Buyer GUANGZHOU HONGDA FOREIGN TRADE COMPANY. （signature）	**The Seller** JAPANESE TOYOTA COMPANY （signature）

中华人民共和国出入境检验检疫
入境货物报检单

报检单位(加盖公章):广州鸿达外贸股份有限公司　　　　　　　*编　号:＿＿＿＿＿＿＿

报检单位登记号:　　　　联系人:　　电话:　　　报检日期:2012 年 10 月 15 日

收货人	(中文)广州鸿达外贸股份有限公司		企业性质(划"√")		☐ 合资　☐ 合作　☐ 外资	
	(外文) GUANGZHOU HONGDA FOREIGN TRADE COMPANY					
发货人	(中文)					
	(外文)					

货物名称(中/外文)	H. S. 编码	产地	数/重量	货物总值	包装种类及数量
丰田霸道	8703235201	日本	5 SETS	USD 300 000	

运输工具名称及号码		By vessel		合同号		10TF8888
贸易方式	一般贸易	贸易国别(地区)	日本	提单/运单号		B/L NO. cos12345
到岸日期	2012.11.01	启运国家(地区)	日本	许可证/审批号		
卸毕日期	2012.11.01	启运口岸	东京	入境口岸		广州口岸
索赔有效期至	2012.11.01	经停口岸	***	目的地		广州
集装箱规格、数量及号码		***				
合同订立的特殊条款以及其他要求		***	货物存放地点		黄埔一号仓库	
			用　途		自营内销	

随附单据(划"√"或补填)		标记及号码	*外商投资财产(划"√")	☐ 是　否
☑ 合同	☐ 到货通知	Marks & Number	*检验检疫费	
☑ 发票	☑ 装箱单		总金额(人民币元)	
☑ 提/运单	☐ 质保书			
☐ 兽医卫生证书	☐ 理货清单			
☐ 植物检疫证书	☐ 磅码单		计费人	
☐ 动物检验证书	☐ 验收报告			
☐ 卫生证书	☐			
☐ 原产地证			收费人	
☑ 许可/审批文件				

报检人郑重声明: 1. 本人被授权报检。 2. 上列填写内容正确属实。 签名:＿＿＿	领取证单	
	日期	
	签名	

注:有"*"号栏由出入境检验检疫机关填写　　　　◆国家出入境检验检疫局制

汽车入境报检应提供《入境货物报检单》、合同、发票、提（运）单、装箱单（列明车架号）。

需提交的特殊单证有：《中国国家强制性产品认证证书》复印件、非氯氟烃（CFCs）为制冷工质的汽车空调器压缩机的证明、海关进口货物报关单以及外经贸主管部门出具的进口许可证或配额证明等证单及有关技术资料。口岸检验检疫机构审核后签发《入境货物通关单》。

三、能力迁移训练

【业务操作背景】 2013 年 3 月 15 日，广东国际进出口贸易公司（单位登记号：5124785269，联系人：李平）收到提单号为 SOCO92588 的进口货物到货通知，计划 3 月 20 日卸货。公司于 3 月 19 日填制入境货物报检单，随附合同、发票箱单及提单向检验机关申请检验。进口商品为 AIR CONDITIONER（BREAK BRAND）（BREAK 牌空调），海关编码84151021，用于外贸自营内销。本次运输的船名航次为 Volendam Voy. 0932，用三个 40 尺集装箱装运，现存放于广州市第二码头。

【要求】

（1）请根据相关单据填写入境货物报检单。

（2）分析应提交哪些随附单证给出入境检验检疫局。

CONTRACT

卖方（Sellers）：
A. B. C. TRADING CO. , LTD.
P. O. BOX8935, NEW
TERMINAL, LATA. VISTA, OTTAWA, CANADA

Contract No. :　AB44001
Date：　FEB. 12, 2013
　　　　GUANGZHOU
Signed at：　_____

买方（Buyers）：
GUANGDONG FOREIGN TRADE IMP. & EXP. GRANDTON
267 TIANHE ROAD GUANGZHOU, CHINA
TEL：86-20-31872589

兹经买卖双方同意按下列条款成交：

The undersigned sellers and buyers have agreed to close the following transactions according to the terms and conditions stipulated below：

货号 Art. No.	品名及规格 Description	数量 Quantity	单价 Unit Price	金额 AMOUNT
AIR CONDITIONER（BREAK BRAND）				FOBC2 TORONTO
ART NO. P97811	KF-23GW	500 PCS	@USD 1 000.00	USD 500 000.00
ART NO. P97801	KF-25GW	500 PCS	@USD 1 000.00	USD 500 000.00
		1 000 PCS		USD 1 000 000.00

数量及总值均得有　　　　　%的增减，由卖方决定。

With 5% more or less both in amount an quantity allowed at the seller's option.

总值

Total Value：USD 1 000 000.00（U. S. Dollars ONE MILLION ONLY）

包装

Packing：1 PC PER CARTON

装运期

Time of Shipment：APR. 30，2013

装运口岸和目的地

Loading port & Destination：FROM TORONTO TO GUANGZHOU

保险由卖方按发票全部金额110%投保至　　　　为止的　　　　险。

Insurance：To be effected by sellers for 110% of full invoice value covering　　　　up to only.

付款条件：买方须于2013年3月10日前将不可撤销的，即期信用证开到卖方，议付有效期延至上列装后15天在中国到期，该信用证中必须注明允许分运及装运。

Terms of payment：

By Irrevocable，and Divisible Letter of Credit to be available by sight draft to reach the sellers before MAR. 10，2013 and to remain valid for negotiation in China until the 15th day after the foresaid Time of Shipment. The L/C must specify that transshipment and partial shipments are allowed.

装船标记

Shipment Mark：A. B. C. /GUANGZHOU/NOSI-1000/MADE IN CANADA

开立信用证时请注明我成交确认书号码。

When opening L/C，please mention our contract number.

备注

Remarks：THE CREDIT IS SUBJECT TO《UCP600》

THE SELLER：　　　　　　　　　**THE BUYER：**

　　报检员李平根据货物编码查询了相关商品的海关监管条件和检验检疫类别的要求如下。

法检目录样例

H. S. 编码 / 名称	进口法检	出口法检	施检监管条件
8415102100 制冷量≤4千大卡/时分体式空调，窗式或壁式（装有电扇及调温、调湿装置，包括不能单独调湿的空调器）	Y	Y	L. M/N

中华人民共和国出入境检验检疫
入境货物报检单

报检单位(加盖公章)：　　　　　　　　　　　　　　　　*编　号：＿＿＿＿＿＿

报检单位登记号：　联系人：　电话：　　　　　报检日期：　年　月　日

收货人	(中文)		企业性质(划"√")		□合资 □合作 □外资
	(外文)				
发货人	(中文)				
	(外文)				

货物名称(中/外文)	H.S.编码	产地	数/重量	货物总值	包装种类及数量

运输工具名称及号码			合同号	
贸易方式		贸易国别(地区)	提单/运单号	
到岸日期		启运国家(地区)	许可证/审批号	
卸毕日期		启运口岸	入境口岸	
索赔有效期至		经停口岸	目的地	

集装箱规格、数量及号码	
合同订立的特殊条款以及其他要求	货物存放地点
	用　途

随附单据(划"√"或补填)		标记及号码	*外商投资财产(划"√") □是 否
□合同 □到货通知			*检验检疫费
□发票 □装箱单			总金额(人民币元)
□提/运单 □质保书			
□兽医卫生证书 □理货清单			
□植物检疫证书 □磅码单			计费人
□动物检验证书 □验收报告			
□卫生证书 □			收费人
□原产地证			
□许可/审批文件			

报检人郑重声明：
1. 本人被授权报检。
2. 上列填写内容正确属实。
签名：＿＿＿＿

领取证单	
日期	
签名	

注:有"*"号栏由出入境检验检疫机关填写　　　◆国家出入境检验检疫局制

114

项目六

有特殊要求的出境货物报检

实训要求

- 了解各类商品出境特殊报检要求
- 掌握各种商品出境报检随附单证的准备
- 结合出境报检案例工作任务准备随附单证
- 了解出境报检需领取的单证,填写出境货物报检单

案例导入

宁波国贸公司与宁波国际货运有限公司原本要向欧盟市场出口米糕,但考虑到出口米糕的检验检疫要求高,出口难度大,便骗取了出口"钢管"的检验检疫《出口货物换证凭条》,以"米糕"冒充"钢管"出口。这批米糕在欧盟市场销售时被检查出含有转基因成分,欧盟委员会将此情况通报给我国政府。国家质检总局、浙江检验检疫局责成南京宁波检验检疫局迅速查明情况,严厉打击逃避商品检验违法犯罪行为。

依照我国《刑法》相关规定:违反进出口商品检验法的规定,逃避商品检验,将必须经商检机构检验的进口商品未报经检验而擅自销售、使用,或者将必须经商检机构检验的出口商品未报经检验合格而擅自出口,情节严重的,处3年以下有期徒刑或者拘役,并处或者单处罚金。对此,当地人民检察院依法批准对犯罪嫌疑人执行逮捕。

任务一　出境动物产品报检

一、实训操作指南

（一）实训操作原理

1. 出境动物的报检

出境动物出境前应根据《中华人民共和国进出境动植物检疫法》和《中华人民共和

国进出境动植物检疫法实施条例》及有关规定进行检疫。检疫内容根据双边动物检疫协议、协定或动物检疫议定书、输入国的兽医卫生要求并参照贸易合同中订明的检疫要求确定。

需隔离检疫的出境动物,应在出境前60天预报,隔离前7天报检。

出境观赏动物,应在动物出境前30天持贸易合同或展出合约、产地检疫证书、国家濒危物种进出口管理办公室出具的许可证、信用证到出境口岸检验检疫机构报检。

实行检疫监督的输出动物,生产企业须出示输出动物检疫许可证。

输出国家规定保护动物的,应有国家濒危物种进出口管理办公室出具的许可证。

输出非供屠宰用的畜禽,应有农牧部门品种审批单。

输出实验动物,应有中国生物工程开发中心的审批单。

输出观赏鱼类,须有养殖场供货证明、养殖场或中转包装场注册登记证和委托书。

2. 出境动物产品及其他检疫物的报检

"动物产品"是指来源于动物未经加工或者虽经加工但仍有可能传播疫病的动物产品;"其他检疫物"是指动物疫苗、血清、诊断液、动植物废弃物等。

生产出境动物产品的企业(包括加工厂、屠宰厂、冷库、仓库)实施卫生注册登记制度。货主或其代理人向检验检疫机构报检的出境动物产品,必须产自经注册登记的生产企业的产品并存放于注册登记的冷库或仓库。

出境动物产品,应在出境前7天报检;需作熏蒸消毒处理的,应在15天前报检。按规定填写《出境货物报检单》,相应外贸单据(主要有合同或销售确认书或信用证、发票、装箱单等),报检单必须填写出境动物产品生产企业(包括加工厂、屠宰厂、冷库、仓库)的卫生注册登记号码。

(二)实训操作要点

出境动物及其产品可分为以下六类,特殊的报检随附单证要求如下。

出境动物及其产品报检随附单证要求

序号	类型	出境报检随附单证
1	观赏动物(观赏鱼除外)	展出合约、产地检疫证书
2	野生捕捞水生动物	捕捞船舶登记证、捕捞许可证、供货协议(应有捕捞船只负责人签字)
3	养殖水生动物(包括观赏鱼)	《注册登记证》复印件,并交验原件
4	需隔离活动物	一般应提交合同或信用证、发票及装箱单,其他特殊单证要求如下: 观赏动物:展出合约、产地检疫证书 保护动物:濒危物种允许出口证明 非供屠宰用畜禽:农牧部门品种审批单 实验动物:中国生物工程开发中心审批单 濒危动物:国家濒危物种进出口管理办公室的《允许进出口证明书》 检疫监督的输出动物:生产企业的输出动物检疫许可证

（续表）

序号	类型	出境报检随附单证
5	动物产品	一般应提交合同或信用证、发票及装箱单,加工厂、屠宰厂。 冷库、仓库应提交卫生注册登记证书。 来源于濒危动物的产品:濒危物种管理办公室《允许出口证明书》
6	濒危和野生动植物资源	国家濒危物种进出口管理办公室或其授权的办事机构的允许出境证明文件

二、实训操作案例

【业务操作背景】　中国泰佛粮油食品有限公司(天津)(组织机构代理 1201124680)委托广州天河货运代理有限公司(3701956432)代理报检一批牛肉。

【要求】　请根据下述发票填写报检委托书及报检单,并准备好特殊报检随附单据。报检时应准备好合同或信用证、发票、装箱单、生产企业卫生注册登记证等。

INVOICE

CONTRACT No.：8E320167JP INVOICE No.：MM201218	L/C No.：32609800049 MAY 10,2012
CONSIGNOR: CHINA TIFERT OILS & FOODSTUFFS CORP. TIANJIN	
CONSIGNEE: TERAU CHEMICAL CO., LTD.	TERMS OF PAYMENT L/C AT SIGHT L/C No. 32609800049 ISSUED BY BANK OF CHINA

SHIPPED PER　　　　ON　　　　　FROM　　　　　　　　TO　　　　　　VIA

DA QING HE　　MAY 18,2012　GUANGZHOU, CHINA　YOKOHAMA, JAPAN　　PUSAN

DESCRIPTION BEEF	QUANTITY (KG)	UNIT PRICE (USD/KG)	AMOUNT (FOB YOKOHAMA)
	1 710.8 KGS	USD 2.65	USD 4 533.62
H.S. CODE 12202000	PACKING IN	85 CARTONS	

CHINA TIFERT OILS & FOODSTUFFS CORP. TIANJIN

代理报检委托书

编号：

_____广州_____ 出入境检验检疫局：

本委托人（备案号/组织机构代码_____1201124680_____）保证遵守国家有关检验检疫法律、法规的规定，保证所提供的委托报检事项真实、单货相符。否则，愿承担相关法律责任。具体委托情况如下：

本委托人将于__2012__年__5__月间进口/出口如下货物：

品名	牛肉	H. S. 编码	12202000
数(重)量	1 710.8 千克	包装情况	85 纸箱
信用证/合同号	8E320167JP	许可文件号	3701956432
进口货物收货单位及地址		进口货物提/运单号	
其他特殊要求			

特委托__广州天河货运代理有限公司__（代理报检注册登记号_____），代表本委托人办理上述货物的下列出入境检验检疫事宜：

☑ 1. 办理报检手续；

☑ 2. 代缴纳检验检疫费；

☑ 3. 联系和配合检验检疫机构实施检验检疫；

☑ 4. 领取检验检疫证单。

☐ 5. 其他与报检有关的相关事宜

联 系 人：__GGG__
联系电话：__12345677__
本委托书有效期至__2012__年__6__月__30__日

委托人（加盖公章）
2012 年 5 月 1 日

受托人确认声明

本企业完全接受本委托书。保证履行以下职责：

1. 对委托人提供的货物情况和单证的真实性、完整性进行核实；

2. 根据检验检疫有关法律、法规规定办理上述货物的检验检疫事宜；

3. 及时将办结检验检疫手续的有关委托内容的单证、文件移交委托人或其指定的人员；

4. 如实告知委托人检验检疫部门对货物的后续检验检疫及监管要求。

如在委托事项中发生违法或违规行为，愿承担相关法律和行政责任。

联 系 人：__AAA__

联系电话：_____

受托人（加盖公章）
广州天河货运代理有限公司
2012 年 5 月 2 日

中华人民共和国出入境检验检疫
出境货物报检单

报检单位(加盖公章)：广州天河货运代理有限公司 1385678912　　　　* 编　号_____

单位地址

报检单位登记号：　　　　联系人：　电话：　　　报检日期：　年　月　日

发货人	(中文) 中国泰佛粮油食品有限公司 1201124680					
	(外文) CHINA　TIFERT OILS & FOODSTUFFS　CORP. TIANJIN					
收货人	(中文)					
	(外文)					

货物名称(中/外文)	H.S.编码	产地	数/重量	货物总值	包装种类及数量
牛肉 BEEF	12202000	天津	1 710.8 千克	4 533.62 美元	85 纸箱

运输工具 名称号码	船舶/DA QING HE/***		贸易方式	一般贸易	货物存放地点	广州市× ×路××号
合同号	8E320167JP		信用证号	32609800049	用途	食用
发货日期		输往国家(地区)	日本	许可证/审批号	1200124680	
启运地		到达口岸	横滨	预计工作日期	年　月　日	

合同、信用证订立的检验 检疫条款或特殊要求	标记及号码	随附单据(划"√"或补填)	
***	N/M	☑ 合同 ☑ 信用证 ☑ 发票 ☑ 换证凭单 ☑ 装箱单 ☑ 厂检单	☑ 包装性能结果单 ☐ 许可/审批文件 ☐ 出口货物报关单 ☐ ☐

需要证单名称(划"√"或补填)		* 检验检疫费	
☐ 品质证书　　　__正__副 ☐ 重量证书　　　__正__副 ☐ 数量证书　　　__正__副 ☐ 兽医卫生证书　__正__副 ☐ 健康证书　　　__正__副 ☐ 卫生证书　　　__正__副 ☐ 动物卫生证书　__正__副	☐ 植物检疫证书　　__正__副 ☐ 熏蒸/消毒证书　__正__副 ☐ 出境货物换证凭单__正__副 ☐ 出境货物通关单	总金额 (人民币元)	
		计费人	
		收费人	

报检人郑重声明： 　1. 本人被授权报检。 　2. 上列填写内容正确属实,货物无伪造或冒用他人的厂名、标志、认证标志,并承担货物质量责任。 　　　　　　　　　　签名：_____	领取证单	
	日期	
	签名	

注：有"*"号栏由出入境检验检疫机关填写　　　　　　　◆国家出入境检验检疫局制

三、能力迁移训练

【业务操作背景】 湖州天益商贸有限公司与泰国美菱商贸有限公司在 2013 年 6 月 20 日签订出口合同如下,出口一批皮蛋到达泰国曼谷。

【要求】

(1) 请查询给定商品 H. S. 编码,并根据下面提供合同填写出境货物报检单。

(2) 列举出口皮蛋所需要的一般单证及特殊单证。

SALES CONTRACT

SELLER: Huzhou Tianyi Trading Co. , Ltd.
    GUANJIAQIAO, NANJING 210005 , CHINA

Contract No. :
DATE:JUNE 20. 2013

BUYER: Meiling Trading Co. , Ltd.
    201/3 Lardp Road, Bangkok , Thailand:

买卖双方同意以下条款达成交易:

This contract is made by and agreed between the BUYER and SELLER, in accordance with the terms and conditions stipulated below.

Art No.	Commodity & Specification	Quantity	Unit Price & Trade Terms	Amount
				CFR Bangkok
No. 1-200	Preserved Egg	10 000 pieces	USD 0. 20 Per piece	USD 2 000. 00
	Total:	USD 12. 80		**USD 32 640.00**

Shipment:From Shanghai, China To Bangkok(曼谷) , Thailand

Date: Not Later Than July 15, 2013

Packing:In cartons of 50 pieces each, total 200 cartons

N. W. :5 kgs/ctn, total 1 000 kgs

G. W:6. 5 kgs/ctn, total 1 300 kgs

Measurement:0. 288 M^3 each, total 57. 60 M^3

Insurance:To be covered by seller

Payment:By irrevocable letter of Credit at Sight

Shipping Marks: TY

Bangkok

No. 1~200

Remarks:

The Buyer: **The Seller**:

其他制单材料:

报检单位登记号:30087245354

制作发票的日期:2013 年 6 月 28 日

报检日期:2013 年 7 月 5 日

信用证号:ly0098

填制出境货物报检单。

中华人民共和国出入境检验检疫
出境货物报检单

报检单位（加盖公章）：　　　　　　　　　　　　　　* 编　号_____

报检单位登记号：　　　　联系人：　　电话：　　报检日期：　年　月　日

发货人	（中文）				
	（外文）				
收货人	（中文）				
	（外文）				

货物名称（中/外文）	H.S.编码	产地	数/重量	货物总值	包装种类及数量

运输工具名称号码		贸易方式		货物存放地点	
合同号		信用证号		用途	
发货日期		输往国家（地区）		许可证/审批号	
启运地		到达口岸		生产单位注册号	
集装箱规格、数量及号码					

合同、信用证订立的检验检疫条款或特殊要求	标 记 及 号 码	随附单据（划"√"或补填）	
		☐ 合同 ☐ 信用证 ☐ 发票 ☐ 换证凭单 ☐ 装箱单 ☐ 厂检单	☐ 包装性能结果单 ☐ 许可/审批文件 ☐ ☐ ☐

需要证单名称（划"√"或补填）		* 检验检疫费	
☐ 品质证书 __正__副 ☐ 重量证书 __正__副 ☐ 数量证书 __正__副 ☐ 兽医卫生证书 __正__副 ☐ 健康证书 __正__副 ☐ 卫生证书 __正__副 ☐ 动物卫生证书 __正__副	☐ 植物检疫证书 __正__副 ☐ 熏蒸/消毒证书 __正__副 ☐ 出境货物换证凭单 __正__副	总金额 （人民币元） 计费人 收费人	

报检人郑重声明： 　1. 本人被授权报检。 　2. 上列填写内容正确属实,货物无伪造或冒用他人的厂名、标志、认证标志,并承担货物质量责任。 　　　　　　　　　　签名：_____	领 取 证 单	
	日期	
	签名	

注:有"＊"号栏由出入境检验检疫机关填写　　　　　　◆国家出入境检验检疫局制

任务二　出境食品报检

一、实训操作指南

（一）实训操作原理

出境食品报检的范围及特殊报检要求如下。

1. 出境食品报检的范围

法定检验的出境食品包括：一切出境食品（包括各种供人食用、饮用的成品和原料以及按照传统习惯加入药物的食品），用于出境食品的食品添加剂等。

《中华人民共和国食品安全法》对食品和食品添加剂的定义为：食品是指各种供人食用或者饮用的成品和原料以及按照传统既是食品又是药品的物品，但是不包括以治疗为目的的物品。食品添加剂是指为改善食品品质和色、香、味，以及为防腐和加工工艺的需要而加入食品中的化学合成或者天然物质。

2. 出境食品报检的要求

出境食品的报检应注意以下要求：

出境食品的生产、加工、储存企业实施备案制度，货主或其代理人向检验检疫机构报检的出境食品，需产自或储存于经备案的企业或仓库，未经备案的企业和仓库所生产或储存的出境食品，不予受理报检。

3. 报检时应提供的单据

（1）报检人按规定填写《出境货物报检单》并提供相关外贸单据：合同、发票、装箱单等。

（2）出境食品需提供生产企业（包括加工厂、冷库、仓库）的备案证明号码。

（二）实训操作要点

出境食品、食品包装及添加剂报检应提交的随附单据如下。

出境食品、食品包装及添加剂报检随附单证要求

序号	商品类别	随　附　单　据
1	食品（预包装）	合同或信用证、发票、装箱单、生产企业卫生注册/登记证书、出入境食品包装及材料检验检疫结果单、标签样张及翻译件
2	食品和动物饲料添加剂（用于食品）	合同或信用证、发票、装箱单
3	食品和动物饲料添加剂（用于工业）	合同或信用证、发票、装箱单、原料产品用途证明

二、实训操作案例

【业务操作背景】　2013 年 4 月 16 日,世格国际贸易公司委托徐州盛通食品厂报检(生产单位注册号:3100600018),申请签发出境货物换证凭单与健康证书。

【要求】

(1) 请根据下列随附单据填制报检单。

(2) 分析报检时应提交哪些随附单据。

世格国际贸易公司资料如下:

(1) 地址:南京市管家桥 85 号华荣大厦 2901 室

邮编:210005

法人代表:张亮

业务联系人:胡爱玲

联系电话:025-4715004

企业性质:私营有限责任公司

(2) 商品资料如下:

中文名称:碎片蘑菇罐头

英文名称:CANNED MUSRHOOMS PIECES & STEMS

商品描述:24 TINS X 425 GRAMS NET WEIGHT (D. W. 227 GRAMS)

包装纸箱:长 45 mm　宽 20 mm　高 14.9 mm

海关编码:2003.1011

(3) 有关重量及体积计算如下:

① 此项商品按净重×1.1 来估算毛重。

② 所有计算结果保留两位小数。

(4) 装运日期:2013 年 4 月 25 日

(5) 发票编号:2013SDT001

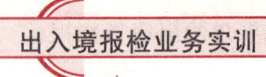

销售合同
SALES CONTRACT

| 卖方
SELLER： | DESUN TRADING CO., LTD.
HUARONG MANSION RM2901 NO.85 GUANJIAQIAO,
NANJING 210005, CHINA
TEL：0086-25-4715004 FAX：0086-25-4711363 | 编号 **NO.**：
日期 **DATE**：
地点 **SIGNED IN**： | NEO2001026
Feb. 28, 2013
NANJING, CHINA |

买方
BUYER：　NEO GENERAL TRADING CO.
　　　　　　P.O.
　　　　　　BOX 99552, RIYADH 22766,
　　　　　　KSA
　　　　　　TEL：00966-1-4659220 FAX：00966-1-4659213

买卖双方同意以下条款达成交易：

This contract is made by and agreed between the BUYER and SELLER, in accordance with the terms and conditions stipulated below.

1. 品名及规格 **Commodity & Specification**	2. 数量 **Quantity**	3. 单价及价格条款 **Unit Price & Trade Terms**	4. 金额 **Amount**
			CFR DAMMAM PORT, SAUDI ARABIA
ABOUT 1700 CARTONS CANNED MUSRHOOMS PIECES & STEMS 24 TINS X 425 GRAMS NET WEIGHT（D. W. 227 GRAMS） AT USD7.80 PER CARTON. ROSE BRAND.	1 700 CARTONS	USD 7.80	USD 13 260.00
Total：	**1 700 CARTONS**		**USD 13 260.00**

允许 With	溢短装，由卖方决定 More or less of shipment allowed at the sellers' option

5. 总值
Total Value　　　　USD THIRTEEN THOUSAND TWO HUNDRED AND SIXTY ONLY.

6. 包装
Packing　　　　EXPORTED BROWN CARTON

7. 唛头
Shipping Marks　　ROSE BRAND
　　　　　　　　178/2013
　　　　　　　　RIYADH

8. 装运期及运输方式
Time of Shipment & means of Transportation　　Not Later Than Apr. 30, 2013 BY VESSEL

9. 装运港及目的地
Port of Loading & Destination　　From：SHANGHAI PORT, CHINA
　　　　　　　　　　　　　　　　To：DAMMAM PORT, SAUDI ARABIA

10. 保险
Insurance　　　　TO BE COVERED BY THE BUYER.

11. 付款方式
Terms of Payment　　The Buyers shall open through a bank acceptable to the Seller an Irrevocable Letter of Credit payable at sight of reach the seller 30 days before the month of shipment, valid for negotiation in China until the 15th day after the date of shipment.

12. 备注
Remarks

　　　The Buyer　　　　　　　　　　　　　　　　　　　**The Seller**
NEO GENERAL TRADING CO.　　　　　　　　　DESUN TRADING CO., LTD.
　　（signature）　　　　　　　　　　　　　　　　　（signature）

ISSUE OF A DOCUMENTARY CREDIT

```
2013 MAR. 22 09:18:11
LOGICAL TERMINAL E102
MT S700
PAGE 00001

FUNC MSG700

UMR   06881051

MSGACK DWS765I AUTH OK，KEY B198081689580FC5，BKCHCNBJ RJHISARI RECORO
```

BASIC HEADER			F 01 BKCHCNBJA940 0588 550628
APPLICATION HEADER			0 700 1057 010320 RJHISARIAXXX 7277 977367 020213 1557 N * ALRAJHI BANKING AND INVESTMENT * CORPORATION * RIYADH * (HEAD OFFICE)
USER HEADER			SERVICE CODE 103： BANK. PRIORITY 113：（银行盖信用证通知专用章） MSG USER REF. 108： INFO. FROM CI 115：
SEQUENCE OF TOTAL	*	27	1 / 1
FORM OF DOC. CREDIT	* A	40	IRREVOCABLE
DOC. CREDIT NUMBER	*	20	0011LC123756
DATE OF ISSUE	C	31	010320
DATE/PLACE EXP.	* D	31	DATE 010515 PLACE CHINA
APPLICANT	*	50	NEO GENERAL TRADING CO. P. O. BOX 99552，RIYADH 22766 , KSA TEL：00966-1-4659220 FAX：00966-1-4659213
BENEFICIARY	*	59	DESUN TRADING CO. , LTD. HUARONG MANSION RM2901 NO. 85 GUANJIAQIAO, NANJING 210005, CHINA TEL：0086-25-4715004 FAX：0086-25-4711363
AMOUNT	*	32	CURRENCY USD AMOUNT 13260,
AVAILABLE WITH/BY	B * D	41	ANY BANK IN CHINA, BY NEGOTIATION

（续表）

DRAFTS AT ...	C	42	SIGHT
DRAWEE	A	42	RJHISARI
			* ALRAJHI BANKING AND INVESTMENT * CORPORATION * RIYADH * (HEAD OFFICE)
PARTIAL SHIPMTS	P	43	NOT ALLOWED
TRANSSHIPMENT	T	43	NOT ALLOWED
LOADING ON BRD	A	44	CHINA MAIN FORT, CHINA
	B	44	DAMMAM PORT, SAUDI ARABIA
LATEST SHIPMENT	C	44	010430
GOODS DESCRIPT.	A	45	ABOUT 1700 CARTONS CANNED MUSRHOOM PIECES & STEMS 24 TINS X 425 GRAMS NET WEIGHT (D. W. 227 GRAMS) AT USD7. 80 PER CARTON. ROSE BRAND.
DOCS REQUIRED	A	46	DOCUMENTS REQUIRED: + SIGNED COMMERCIAL INVOICE IN TRIPLICATE ORIGINAL AND MUST SHOW BREAK DOWN OF THE AMOUNT AS FOLLOWS: FOB VALUE, FREIGHT CHARGES AND TOTAL AMOUNT C AND F. + FULL SET CLEAN ON BOARD BILL OF LADING MADE OUT TO THE ORDER OF AL RAJHI BANKING AND INVESTMENT CORP, MARKED FREIGHT PREPAID AND NOTIFY APPLICANT, INDICATING THE FULL NAME, ADDRESS AND TEL NO. OF THE CARRYING VESSEL'S AGENT AT THE PORTOF DISCHARGE. + PACKING LIST IN ONE ORIGINAL PLUS 5 COPIES, ALL OF WHICH MUST BE MANUALLY SIGNED. + INSPECTION (HEALTH) CERTIFICATE FROM C. I. Q. (ENTRY-EXIT INSPECTION AND QUARANTINE OF THE PEOOPLES REP. OF CHINA) STATING GOODS ARE FIT FOR HUMAN BEING.

DD. CONDITIONS	A	47	+ CERTIFICATE OF ORIGIN DULY CERTIFIED BY C. C. P. I. T. STATING THE NAME OF THE MANUFACTURERS OF PRODUCERS AND THAT GOODS EXPORTED ARE WHOLLY OF CHINESE ORIGIN. + THE PRODUCTION DATE OF THE GOODS NOT TO BE EARLIER THAN HALF MONTH AT TIME OF SHIPMENT. BENEFICIARY MUST CERTIFY THE SAME. + SHIPMENT TO BE EFFECTED BY CONTAINER AND BY REGULARE LINE. SHIPMENT COMPANY'S CERTIFICATE TO THIS EFFECT SHOULD ACCOMPANY THE DOCUMENTS. ADDITIONAL CONDITION： A DISCREPANCY FEE OF USD 50. 00 WILL BE IMPOSED ON EACH SET OF DOCUMENTS PRESENTED FOR NEGOTIATION UNDER THIS L/C WITH DISCREPANCY. THE FEE WILL BE DEDUCTED FROM THE BILL AMOUNT.
CHARGES	B	71	ALL CHARGESAND COMMISSIONS OUTSIDE KSA ON BENEFICIARIES' ACCOUNT INCLUDING REIMBURSING, BANK COMMISSION, DISCREPANCY FEE (IF ANY) AND COURIER CHARGES.
CONFIRMAT INSTR	*	49	WITHOUT
REIMBURS. BANK	D	53	/ / AL RAJHI BANKING AND INVESTMENT CORP RIYADH (HEAD OFFICE)
INS PAYING BANK		78	DOCUMENTS TO BE DESPATCHED IN ONE LOT BY COURIER. ALL CORRESPONDENCE TO BE SENT TO ALRAJHI BANKING AND INVESTMENT COPRORATION RIYADH (HEAD OFFICE)
SEND REC INFO		72	REIMBURSEMENT IS SUBJECT TO ICC URR 525
TRAILER			ORDER IS <MAC：> <PAC：> <ENC：> <CHK：> <TNG：> <PDE：> MAC：E55927A4 CHK：7B505952829A HOB：

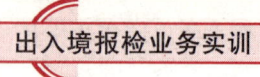

世格国际贸易有限公司
DESUN TRADING CO., LTD.
Room 2901，HuaRong Mansion, Guanjiaqiao 85＃，Nanjing 210005，P. R. CHINA
TEL：025-4715004 025-4715619 FAX：4691619

COMMERCIAL INVOICE

To：NEO GENERAL TRADING CO. P. O.
BOX 99552，RIYADH 22766
, KSA
TEL：00966-1-4659220 FAX：00966-1-4659213

Invoice No. : 2013SDT001
Invoice Date：2013-04-16
S/C No. : NEO2001026
S/C Date：2001-02-28

From：SHANGHAI PORT

To：DAMMAM PORT

Letter of Credit No. ：0011LC123756

Date：2013-03-20

Marks and Numbers	Number and kind of package Description of goods	Quantity	Unit Price	Amount
			CFR DAMMAM PORT，SAUDI ARABIA	
ROSE BRAND 178/2001 RIYADH	ABOUT 1700 CARTONS CANNED MUSRHOOMS PIECES & STEMS 24 TINS X 425 GRAMS NET WEIGHT （D. W. 227 GRAMS）AT USD7. 80 PER CARTON. ROSE BRAND.	1 700 CARTONS	USD 7. 80	USD 13 260. 00
	TOTAL：1 700 CARTONS			USD 13 260. 00

SAY TOTAL：USD THIRTEEN THOUSAND TWO HUNDRED AND SIXTY ONLY.

世格国际贸易有限公司
DESUN TRADING CO., LTD.

Room 2901，HuaRong Mansion，Guanjiaqiao 85＃，Nanjing 210005，P. R. CHINA

TEL：025-4715004 025-4715619 FAX：4691619

PACKING LIST

To： NEO GENERAL TRADING CO.
P. O.
BOX 99552，RIYADH 22766
, KSA
TEL：00966-1-4659220 FAX：00966-1-4659213

From： SHANGHAI PORT

Letter of Credit No. ： 0011LC123756

Invoice No. ： 2013SDT001
Invoice Date： 2013-04-16
S/C No. ： NEO2001026
S/C Date： 2013-02-28

To： DAMMAM PORT

Date of Shipment： 2013-04-25

Marks and Numbers	Number and kind of package Description of goods	Quantity	Package	G. W	N. W	Meas.
ROSE BRAND 178/2001 RIYADH	ABOUT 1700 CARTONS CANNED MUSRHOOMS PIECES & STEMS 24 TINS X 425 GRAMS NET WEIGHT (D. W. 227 GRAMS) AT USD 7. 80 PER CARTON. ROSE BRAND.	1 700 CARTONS	1 700 CARTONS	19 074 KGS	17 340 KGS	22. 80 CBM
	TOTAL： 1 700 CARTONS	1 700 CARTONS	19 074 KGS	17 340 KGS	22. 80 CBM

SAY TOTAL: ONE THOUSAND SEVEN HUNDRED CARTONS ONLY.

中华人民共和国出入境检验检疫

出境货物报检单

报检单位（加盖公章）：　　　　　　　　　　　　　　　　　　　　* 编　号 _____

报检单位登记号：　　　　　联系人：　　　电话：　　　　报检日期：2013 年 4 月 16 日

发货人	（中文）世格国际贸易公司
	（外文）DESUN TRADING CO.，LTD.
收货人	（中文）
	（外文）NEO GENERAL TRADING CO.

货物名称（中/外文）	H.S.编码	产地	数/重量	货物总值	包装种类及数量
碎片蘑菇罐头 CANNED MUSHROOMS PIECES & STEMS	2003.1011	徐州	1 700 箱	USD13 260.00	1 700 箱

运输工具 名称号码	海运		贸易方式	一般贸易	货物存放地点	工厂仓库
合同号	NEO2013026		信用证号	0011LC123756	用途	食用
发货日期	2013-04-25	输往国家（地区）	沙特阿拉伯	许可证/审批号		
启运地	上海	到达口岸	达曼	生产单位注册号		3100600018
集装箱规格、数量及号码			20'×1			

合同、信用证订立的检验检 疫条款或特殊要求	标 记 及 号 码	随附单据（划"√"或补填）	
	ROSE BRAND 178/2001 RIYADH	☑ 合同 ☑ 信用证 ☑ 发票 ☐ 换证凭单 ☑ 装箱单 ☐ 厂检单	☐ 包装性能结果单 ☐ 许可/审批文件 ☐ ☐ ☐ ☐

需要证单名称（划"√"或补填）		* 检验检疫费	
☐ 品质证书 ___正___副　☐ 植物检疫证书 ___正___副		总金额 （人民币元）	
☐ 重量证书 ___正___副　☐ 熏蒸/消毒证书 ___正___副			
☐ 数量证书 ___正___副　☑ 出境货物换证凭单 ___正___副			
☐ 兽医卫生证书 ___正___副　☐		计费人	
☑ 健康证书 ___正___副　☐			
☐ 卫生证书 ___正___副　☐		收费人	
☐ 动物卫生证书 ___正___副　☐			

报检人郑重声明： 　1. 本人被授权报检。 　2. 上列填写内容正确属实，货物无伪造或冒用他人的厂名、标志、认证标志，并承担货物质量责任。 　　　　　　　　　　　　　签名：_____	领 取 证 单	
	日期	
	签名	

注：有"＊"号栏由出入境检验检疫机关填写　　　　　　　　◆国家出入境检验检疫局制

　　此外，作为出境食品，除了向商检提交合同或信用证、发票、装箱单之外，还应提交生产企业卫生注册/登记证书、出入境食品包装及材料检验检疫结果单以及标签样张及翻译件。

三、能力迁移训练

　　【业务操作背景】　广西云海茶叶有限责任公司与大阪国际贸易公司在 2012 年 9 月 16 日签订合同，出口一批茶叶，总价 56 769 美元。

　　【要求】

　　（1）根据下面的合同填制出境货物报检单。

　　（2）列举出口茶叶报检需要提交哪些随附单据。

Sales Contract

No：OSA001
Date：2012，Sep. ，16
Place：Nanning

The Buyer：**Osaka International trade Co. ，Ltd.**
Add：
Tel：0081-45-××××××
The Seller：Guangxi　Yunhai Tea Co. ，Ltd.
Add：No. 15，industrial zone of　mingyang，nanning city，guangxi province.
Tel：0086-771-××××

The seller agrees to sell and the buyer agrees to buy the undermentioned goods on the terms and conditions stated below：

Description of commodity &specification	Quantity	Unit Price CIF Osaka	Amount
Black Tea	15 MTS	USD 1 791/MT	USD 26 856. 00
Green Tea	13 MTS	USD 2 301/MT	USD 29 913. 00
Total Amount			USD 56 769. 00

Packing：nitrogen packs. to prevent the odor and the wet
Port of destination：Osaka . port Japan.
Insurance：For 110％of invoice value，up to the port of destination，as per the insurance clauses of the people's Insurance Company of China，excluding W. A，all risk and risk of odor，the Buyer shall have the consent of the Seller before shipment，and the additional premium thus incurred shall be borne by the Buyer.
Shipment：to be effected before 2012，Oct. 1
Payment：the Buyers shall pay 30％ deposit and balance paid before shipment by way of Telegraphic Transfer（TT）to the bank account that was advised by the Sellers.
Inspection：to get the inspection certificate of quality by CIQ.
Arbitration：All disputes in connection with the execution of this Contract shall be settled friendly through negotiation. In case no settlement can be reached，the case then may be submitted for arbitration to the Arbitration Commission of the China Council for the Promotion of International Trade in accordance with the Provisional Rules of Procedure promulgated by the said Arbitration Commission. The Arbitration committee shall be final and binding upon both parties. And the Arbitration fee shall be borne by the losing parties.

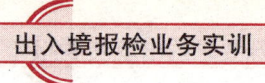

填制出境货物报检单：

中华人民共和国出入境检验检疫
出境货物报检单

报检单位（加盖公章）：　　　　　　　　　　　　　　　　*编　号＿＿＿＿＿＿＿

报检单位登记号：　　　　　　　联系人：　　电话：　　　　报检日期：　年　月　日

发货人	（中文）	
	（外文）	
收货人	（中文）	
	（外文）	

货物名称（中/外文）	H.S.编码	产地	数/重量	货物总值	包装种类及数量

运输工具名称号码		贸易方式		货物存放地点	
合同号		信用证号		用途	
发货日期		输往国家（地区）		许可证/审批号	
启运地		到达口岸		生产单位注册号	
集装箱规格、数量及号码					

合同、信用证订立的检验检疫条款或特殊要求	标记及号码	随附单据（划"√"或补填）	
		☐ 合同	☐ 包装性能结果单
		☐ 信用证	☐ 许可/审批文件
		☐ 发票	☐ 出口货物报关单
		☐ 换证凭单	☐
		☐ 装箱单	☐
		☐ 厂检单	☐

需要证单名称（划"√"或补填）		*检验检疫费
☐ 品质证书　　　＿正＿副　　☐ 植物检疫证书　　＿正＿副	总金额（人民币元）	
☐ 重量证书　　　＿正＿副　　☐ 熏蒸/消毒证书　＿正＿副		
☐ 数量证书　　　＿正＿副　　☐ 出境货物换证凭单＿正＿副		
☐ 兽医卫生证书　＿正＿副	计费人	
☐ 健康证书　　　＿正＿副		
☐ 卫生证书　　　＿正＿副	收费人	
☐ 动物卫生证书　＿正＿副		

报检人郑重声明： 　1. 本人被授权报检。 　2. 上列填写内容正确属实，货物无伪造或冒用他人的厂名、标志、认证标志，并承担货物质量责任。 　　　　　　　　　　签名：＿＿＿＿＿	领取证单
	日期
	签名

注：有"*"号栏由出入境检验检疫机关填写　　　　　　　◆国家出入境检验检疫局制

任务三　出境机电产品报检

一、实训操作指南

（一）实训操作原理

1. 国家对出口小家电产品实行登记制度

出口小家电产品企业按照规定登记，应提交《出口小家电生产企业登记表》，以及相应的出口产品质量技术文件，如产品企业标准、国内外认证证书、出口质量许可证、型式试验报告、其他产品获证文件。

国家对出口小家电产品实施型式试验管理，首次报检或登记的企业，由当地检验检疫机构派员从产品中随机抽取并封存样品，由企业送至国家质检总局指定的实验室进行型式试验。合格的出具合格产品的型式试验报告，其有效期为1年，逾期须重新试验，不合格的产品，一律不准出口。

出口小家电产品报检单据：出境货物报检单、贸易合同或销售确认书、发票、装箱单等；检验检疫机构签发产品合格的有效的型式试验报告；列入强制性产品认证的还要提供强制性产品认证证书和认证标志。

2. 电池产品

出口电池产品需取得《进出口电池产品备案书》才能报检。《进出口电池产品备案书》向所在地检验检疫机构申请。

报检单据：出境货物报检单、贸易合同或销售确认书、发票、装箱单等；《出境货物运输包装性能检验结果单》正本；《进出口电池产品备案书》正本或复印件。

未列入《出入境检验检疫机构实施检验检疫的进出境商品目录》的不含汞的出口电池可凭《进出口电池产品备案书》正本或复印件申报放行，不实施检验；含汞的电池产品实施汞含量检测和其他项目的检测。

（二）实训操作要点

出口小家电及电池的报检随附单据要求如下。

出境机电产品报检随附单证要求

序号	商品类别	随附单据
1	小家电	合同或信用证、发票、装箱单、CCC证书、型式试验报告、产品说明书、技术文件以及供货商的证明、生产企业登记证书
2	电池产品	合同或销售确认书、发票、装箱单等；《出境货物运输包装性能检验结果单》（正本）；《进出口电池产品备案书》（正本）或其复印件。《进出口电池产品备案书》有效期为1年。

二、实训操作案例

【业务操作背景】 2013 年 3 月 12 日,广东国际进出口贸易公司向阿联酋出口商品为 AIR CONDITIONER(HUALING BRAND)(华灵牌空调),产地为广东,存放于工厂仓库。商品海关编码为 84151021,用三个 40 尺集装箱装运,经香港转船运至阿联酋的迪拜港口。

【要求】

(1) 请根据随附合同、信用证、发票、箱单等,填写出境货物报检单。

(2) 列举空调出口应提交的报检随附单据。

Sales contract

GUANGDONG FOREIGN TRADE IMP. AND EXP. GRANDTON
267 TIANHE ROAD GUANGZHOU, CHINA

Contract No.：AB44001
Date：FEB. 12,2013
Signed at：GUANGZHOU

买方(Buyers)：

A. B. C. TRADING CO. LTD. , HONGKONG
312 SOUTH BRIDGE STREET, HONGKONG

兹经买卖双方同意按下列条款成交:

The undersigned sellers and buyers have agreed to close the following transactions according to the terms and conditions stipulated below:

货号 Art. No.	品名及规格 Description	数量 Quantity	单价 Unit Price	金额 AMOUNT
	AIR CONDITIONER(HUALING BRAND)			FOBC2 GUANGZHOU
ART NO. P97811	KF-23GW	500PCS	@HKD 1 000.00	HKD 500 000.00
ART NO. P97801	KF-25GW	500PCS	@HKD 1 000.00	HKD 500 000.00
		1 000PCS		HKD 1 000 000.00

数量及总值均得有　　%的增减,由卖方决定。

With　5　% more or less both in amount an quantity allowed at the seller's option.

总值
Total Value：HKD 1000000.00(H. K. Dollars ONE MILLION ONLY)

包装
Packing：1 PC PER CARTON

装运期
Time of Shipment：APR. 30,2013

装运口岸和目的地
Loading port & Destination：FROM GUANGZHOU TO DUBAI VIA HONGKONG

保险由卖方按发票全部金额110%投保至　　　　为止的　　　　险。
Insurance：To be effected by sellers for 110% of full invoice value covering　　　　up to only.

付款条件:买方须于2013 年 3 月 10 日前将不可撤销的,即期信用证开到卖方,议付有效期延至上列装运期后 15 天在中国到期,该信用证中必须注明允许分运及装运。
Terms of payment：

By Irrevocable, and Divisible Letter of Credit to be available by sight draft to reach the sellers before MAR.

10,2013 and to remain valid for negotiation in China until the 15th day after the foresaid Time of Shipment. The L/C must specify that transshipment and partial shipments are allowed.

装船标记

Shipment Mark：A.B.C./DUBAI/NOSI-1000/MADE IN CHINA

开立信用证时请注明我成交确认书号码。

When opening L/C, please mention our S/C number.

备注

Remarks：THE CREDIT IS SUBJECT TO《UCP600》

THE SELLER：   THE BUYER：

ISSUE OF DOCUMENTARY CREDIT

TO：BANK OF CHINA GUANGZHOU BRANCH

IRREVOCABLE DOCUMENTARY CREDIT NO.97-34985

　　FOR THE ACCOUNT OF A.B.C. TRADING CO.，LTD.，HONGKONG.312 SOUTH BRIDGE STREET，HONGKONG.

DEAR SIRS，

　　WE OPEN AN IRREVOCABLE DOCUMENTARY CREDIT IN FAVOUR OF GUANGDONG FOREIG FOREIGN TRADE IMP. AND EXP. CORPORATION, 267 TIANHE ROAD GUANGZHOU, CHINA. FOR A SUM NOT EXCEEDING HKD 1000000.00（SAY HONGKONG DOLLARS ONE MILLION ONLY.）AVAILABLE BY THE BENEFICIARY'S DRAFT(S) AT SIGHT DRAWN ON APPLICANT BEARING THE CLAUSE "DRAWN UNDER NANYANG COMMERCIAL BANK LTD.，HONGKONG. DOCUMENTARY CREDIT NO. 97-34985 DTAED IST MARCH, 2013." ACCOMPANIED BY THE FOLLOWING DOCUMETNS：

　　(1) MANUAL SIGNED COMMERCIAL INVOICE IN TRIPLICATE. ALL INVOICES MUST SHOW FOB SEPARATELY.

　　(2) 3/3 ORIGNAL + 3NN COPIES CLEAN ON BOARD BILL OF LADING MADE OUT TO ORDER MARKED FREIGHT COLLECT.

　　(3) CERTIFICATE FO ORIGIN ISSUED BY GUANGZHOU IMPORT AND EXPORT COMMODITY INSPECTION BUREAU OF THE PEOPLE'S REPUBLIC OF CHINA IN TRIPLICATE. EVIDENCING SHIPMENT OF THE FOLLOWING MERCHANDISE：

　　AIR CONDITIONER (HUALING BRAND)，500 PCS KF-23GW AND 500 PCS KF-25GW, PACKING：IN CARTON BOX, 50 KILOS NET EACH CARTON, 1PC/CARTON, @ HKD 1000.00, FOBC2% DUBAI VIA HONGKONG, PARTIAL SHIPMENT PERMITED. TRANSSHIPMENT PERMITED. LATEST DATE FOR SHIPMENT：30TH APRIL, 2013. EXPIRY DATE：15TH MAY, 2013. IN PLACE OF OPENER FOR NEGOTIATION.

OTHER TERMS AND CONDITIONS：

　　BENEFICIARY'S DECLARATION ON THE INVOICE THAT THE PRODUCTION COMPANY IS A STATEOWNED ENTERPRISE AND AS NO RELATION WITH ISRAEL WHATSOEVER.

　　SHIPPER MUST SEND ONE COPIES OF SHIPPING DOCUMENTS DIRECT TO BUYER AND CERTIFICATE TO THIS EFFECT IS REQUIRED.

　　DOCUMENTS MUST BE PRESENTED WITHIN 21 DAYS AFTER SHIPPING DATE SHOW ON B/L, BUT WITHIN THE VALIDITY OF THE L/C.

　　DISVREPANCY FEE OF USD 50.00 WILL BE DEDUCTED FROM THE PROCEEDS OF ANY DRAWING IF DISCREPANT DOCUMENTS ARE PRESENTED.

　　SHIPPING MARKS：A.B.C./DUABI/NOSI-1000/MADE IN CHINA

　　WE HEREBY ENGAGE WITH THE DRAWERS, ENDORSERS AND BONARIDE HOLDERS OF DRAFT (S) DRAWN UNDER AND COMPLIANCE WITH THE TERMS OF THIS CREDIT THAT SUCH DRAFT(S) SHALL BE DULLY HONOURED ON DUE PRESENTATION.

YOURS FAITHFULLY
NANYNG COMMERCIAL BANK LTD.，HONGKONG

中华人民共和国出入境检验检疫
出境货物报检单

报检单位（加盖公章）：　　　　　　　　　　　　　　* 编　　号 _____

报检单位登记号：　　　　联系人：　　电话：　　报检日期：2013 年 3 月 12 日

发货人	（中文）广东国际进出口贸易公司					
	（外文）GUANGDONG FOREIGN TRADE IMP. AND EXP. GRANDTON					
收货人	（中文）					
	（外文）A. B. C. TRADING CO. , LTD.					

货物名称（中/外文）	H. S. 编码	产地	数/重量	货物总值	包装种类及数量
华灵牌空调 AIR CONDITIONER (HUALING BRAND) ART NO. P97811 KF-23GW ART NO. P97801 KF-25GW	84151021	广东	500 台 500 台	HKD 1 000 000.00	1 000 箱

运输工具名称号码	海运	贸易方式	一般贸易	货物存放地点	工厂仓库
合同号	AB44001	信用证号	2013-34985	用途	
发货日期	2013-03-12	输往国家（地区）	阿联酋	许可证/审批号	
启运地	广州	到达口岸	迪拜	生产单位注册号	

集装箱规格、数量及号码　40'×3

合同、信用证订立的检验检疫条款或特殊要求	标记及号码	随附单据（划"√"或补填）	
	A. B. C. DUBAI NOSI-1000 MADE IN CHINA	☑ 合同 ☑ 信用证 ☑ 发票 ☐ 换证凭单 ☑ 装箱单 ☐ 厂检单	☐ 包装性能结果单 ☐ 许可/审批文件 ☐ ☐ ☐

需要证单名称（划"√"或补填）		* 检验检疫费
☑ 品质证书 __正__副　☐ 植物检疫证书 __正__副 ☐ 重量证书 __正__副　☐ 熏蒸/消毒证书 __正__副 ☑ 数量证书 __正__副　☑ 出境货物换证凭单 __正__副 ☐ 兽医卫生证书 __正__副 ☐ ☐ 健康证书 __正__副 ☐ ☐ 卫生证书 __正__副 ☐ ☐ 动物卫生证书 __正__副 ☐		总金额（人民币元） 计费人 收费人

报检人郑重声明： 　1. 本人被授权报检。 　2. 上列填写内容正确属实，货物无伪造或冒用他人的厂名、标志、认证标志，并承担货物质量责任。 　　　　　签名：_____	领 取 证 单
	日期 签名

注：有"*"号栏由出入境检验检疫机关填写　　　　　◆国家出入境检验检疫局制

出口本批货物报检时应提交合同或信用证、发票、装箱单、还应提交 CCC 证书、型式试验报告、产品说明书、技术文件以及供货商的证明、生产企业登记证书。此外报检单中应要求签发出境货物换证凭单、品质证书与数量证书。

三、能力迁移训练

【业务操作背景】　江苏宏景工贸公司（Jiangsu Hongjing Industrial & Trade Corporation）（注册号：BM27877，登记号：3200600018，联系人：李红，电话：0518-66860088）与韩国月亮河进出口公司（Moon River Import & Export Corporation，Korea）所签合同如下。

SALES CONTRACT

CONTRACT No.：QJ760125

Date：Oct. 10，2008

The Buyer：Moon River Import & Export Corporation，Pusan，Korea

The Seller：Jiangsu Hongjing Industrial & Trade Corporation

　　This contract is made by and between the seller and the Buyer, whereby the Seller agrees to sell and the Buyer agrees to buy the under-mentioned goods according to the terms and conditions stipulated below：

(1)

Name of Commodity	Quantity	Packing	Unit Price	Total Price
29-inch color TV (Rose Brand)	1 000 SETS	1 000 CTNS	USD 80/SET	USD 80 000

(2) Packing：In Cartons

(3) Port of Loading：LIANYUNGANG PORT，Jiangsu，China

(4) Port of Destination：BUSAN PORT，Korea

(5) Shipping Mark：N/M

(6) Date of Shipment：Dcember 12，2013/ By Vessel

(7) Terms of Payment：Letter of Credit (No.：WE570346)

(8) Documents Required：Certificate of Quality Issued By CIQ indicating the No. of L/C

　　2013 年 11 月 28 日，江苏宏景工贸公司收到了一份 STATE BANK OF Pusan，Korea 于 2013 年 11 月 26 日开来的信用证，购买 1 000 台 29 英寸玫瑰牌彩电，信用证号码为 WE570346，金额为 USD 80 000，CIF Pusan。货备好后，江苏宏景工贸公司于 2013 年 12 月 9 日向连云港检验检疫局申请报检，其随附单据有合同、信用证、发票和许可/审批文件，将货装上了船名为神州海，航次 661 的海轮运送出海，B/L NO.：SSAB01-001，唛头 N/M，2×20'FCL：SZWY7891012/7891013，核销单编号：448899662，海关计量单位：对/个，运费为 USD 3 000.00，保险率为 0.69％。商品编码：8518.2100，许可证号为 7688990。其实际发货日期为 2013 年 12 月 12 日。

【要求】

(1) 请根据上述信息填制出境货物报检单。

(2) 列举出口彩电报检应提交的随附单据。

中华人民共和国出入境检验检疫
出境货物报检单

报检单位（加盖公章）：　　　　　　　　　　　　　　*编　　号 _____

报检单位登记号：　　　　　联系人：　电话：　　　报检日期：　年　月　日

发货人	（中文）
	（外文）
收货人	（中文）
	（外文）

货物名称（中/外文）	H. S. 编码	产地	数/重量	货物总值	包装种类及数量

运输工具名称号码		贸易方式		货物存放地点	
合同号		信用证号		用途	
发货日期		输往国家（地区）		许可证/审批号	
启运地		到达口岸		生产单位注册号	
集装箱规格、数量及号码					

合同、信用证订立的检验检疫条款或特殊要求	标记及号码	随附单据（划"√"或补填）	
		☐ 合同 ☐ 信用证 ☐ 发票 ☐ 换证凭单 ☐ 装箱单 ☐ 厂检单	☐ 包装性能结果单 ☐ 许可/审批文件 ☐ ☐ ☐

需要证单名称（划"√"或补填）		*检验检疫费	
☐ 品质证书　　__正__副 ☐ 重量证书　　__正__副 ☐ 数量证书　　__正__副 ☐ 兽医卫生证书　__正__副 ☐ 健康证书　　__正__副 ☐ 卫生证书　　__正__副 ☐ 动物卫生证书　__正__副	☐ 植物检疫证书　__正__副 ☐ 熏蒸/消毒证书　__正__副 ☐ 出境货物换证凭单　__正__副	总金额（人民币元）	
		计费人	
		收费人	

报检人郑重声明：	领 取 证 单	
1. 本人被授权报检。 　2. 上列填写内容正确属实，货物无伪造或冒用他人的厂名、标志、认证标志，并承担货物质量责任。 　　　　　　　　　签名：_____	日期	
	签名	

注：有"*"号栏由出入境检验检疫机关填写　　　　　　　　◆国家出入境检验检疫局制

任务四　出境纺织品报检

一、实训操作指南

（一）实训操作原理

纺织品包含纺织面料、梭织服装、针织服装、毯子等。

报检要求及随附单证如下：

（1）出境货物报检单（原件），需按照《电子报检录入规范》录入，收到正式报检号后打印且加盖公章。

（2）外贸合同（确认书或函电）或信用证（复印件）。

（3）外销发票和装箱单（复印件）。

（4）有外包装的需《出境货物包装性能检验结果单》（原件）。

（5）报检单位为非发货人的应提供由发货人出具的《出入境检验检疫报检委托书》。

（6）特殊要求。

服装报检应提供出境纺织制成品检验结果单、标识记录单、贴样单、（符合输入国法规标准和国家强制性标准的）符合性声明、理化检测申请单及结果单（200件以上服装）。

面料报检应提供出境纺织面料检验结果单，出口到欧盟、美国、日本的需提供理化检测申请单及结果单。

毯子报检应提供出境纺织制成品检验结果单、标识记录单、贴样单、（符合输入国法规标准和国家强制性标准的）符合性声明、出口到欧盟、美国、日本的需提供理化检测申请单及结果单。

理化检测由施检部门办理。

（7）外埠纺织品生产企业的出口。

按照产地检验原则，出境纺织品应在生产加工地办理相关检验手续。

（二）实训操作要点

纺织品报检随附单据要求如下。

出境纺织品随附报检单证要求

序号	商品类别	随附单据
1	纺织品	合同或信用证、发票、装箱单、标签、吊牌实物

二、实训操作案例

【业务操作背景】　浙江金苑进出口有限公司向阿联酋 SIK 贸易公司出口一批服装，服装生产企业为浙江嘉兴洞天服装厂。

浙江嘉兴洞天服装厂的地址：浙江省嘉兴市洞天路 99 号，邮编 314000，属私营有限责任公司。浙江金苑进出口有限公司的登记号为 3800708678，属国有有限责任公司，报检员为陈红。

【要求】

（1）请根据提供的装箱单及资料信息制作出境货物报检单。

（2）列举报检随附单据。

ZHEJIANG JINYUAN IMPORT AND EXPORT CO. ，LTD.

118 XUEYUAN STREET, HANGZHOU, P. R. CHINA

TEL：0086-571-86739177 FAX：0086-571-86739178

PACKING LIST

		Invoice No. ：	JY08018
To：	SIK TRADING CO. ，LTD. 16 TOM STREET, DUBAI, U. A. E.	Invoice Date：	APR. 11, 2012
		S/C No. ：	ZJJY0739
		S/C Date：	FEB. 15, 2012

From：	SHANGHAI, CHINA	To：	DUBAI, U. A. E.
L/C No. ：	FFF07699	Issued By：	HSBC BANK PLC, DUBAI, U. A. E.
Date of Issue：	FEB. 25, 2012		

Marks and Numbers	Number and kind of package Description of goods	Quantity	Package	G. W	N. W	Meas.
SIK ZJJY0739 L357/ L358 DUBAI, U. A. E. C/NO. ：1-502	LADIES JACKET STYLE NO. L357 STYLE NO. L358 PACKED IN 9 PCS/CTN, SHIPPED IN 1×40'FCL.	2 250 PCS 2 268 PCS	250 CTNS 252 CTNS	2 500 KGS 2 520 KGS	2 250 KGS 2 268 KGS	29. 363 M³ 29. 597 M³
TOTAL：		4 518 PCS	502 CTNS	5 020 KGS	4 518 KGS	58.96 M³
SAY TOTAL：	FIVE HUNDRED AND TWO CARTONS ONLY.					

中华人民共和国出入境检验检疫

出境货物报检单

报检单位（加盖公章）：浙江金苑进出口有限公司　　　　　　　＊编　号 380400204066655

报检单位登记号：3800×××××× 联系人：陈红 电话：8673917　　　报检日期：2012 年 4 月 10 日

发货人	（中文）	浙江金苑进出口有限公司				
	（外文）	ZHEJIANG JINYUAN IMPORT AND EXPORT CO.，LTD.				
收货人	（中文）	SIK 贸易有限公司				
	（外文）	SIK TRADING CO.，LTD.				
货物名称（中/外文）		H.S.编码	产地	数/重量	货物总值	包装种类及数量
全棉女式夹克 Ladies jacket		6204320090	嘉兴	4 518 件	54 216 美元	502 个纸箱

运输工具名称号	船舶	贸易方	一般贸易	货物存放地	浙江省嘉兴市洞天路 99 号	
合同号	ZJJY0739	信用证号	FFF07699	用途	其他	
发货日期	2012.4.17	输往国家（地区）	阿联酋	许可证/审批	无	
启运地	上海	到达口岸	迪拜	生产单位注册号	＊＊＊	
集装箱规格、数量及号码			1×40′ FCL			

合同、信用证订立的检验检疫条款或特殊要求	标记及号码	随附单据（划"□"或补填）	
＊＊＊	SIK ZJJY0739 L357/ L358 DUBAI, U. A. E. C/NO.：1-502	☑ 合同 ☑ 信用证 ☑ 发票 ☑ 装箱单 ☑ 厂检单	☑ 包装性能结果单 □ 许可/审批文件 ☑ 换证凭单

需要证单名称（划"□"或补填）				＊检验检疫费	
□ 品质证书 __正__副	□ 植物检疫证 __正__副			总金额（人民币元）	
□ 重量证书 __正__副	□ 熏蒸/消毒证 __正__副				
□ 数量证书 __正__副	☑ 出境货物换证凭单 __正__副				
□ 兽医卫生证书 __正__副				计费人	
□ 健康证书 __正__副					
□ 卫生证书 __正__副				收费人	
□ 动物卫生证书 __正__副					

报检人郑重声明： 　1. 本人被授权报检。 　2. 上列填写内容正确属实，货物无伪造或冒用他人的厂名、标志、认证标志，并承担货物质量责任。 　　　　　　　　　　　　签名：_____	领取证单	
	日期	
	签名	

注：有"＊"号栏由出入境检验检疫机关填写　　　　　　◆国家出入境检验检疫局制

出口该批服装报检时还应提供合同或信用证、发票、装箱单、标签及吊牌实物。

三、能力迁移训练

【业务操作背景】 南京唐朝纺织服装有限公司委托上海凯通国际货运代理有限公司代理报检业务,南京唐朝纺织服装有限公司的船期是 2011 年 3 月 20 日,2011 年 3 月 9 日唐朝公司按上海货运代理公司的要求,将报检委托书及所需随附单据寄到上海委托报检。

公司海关代码为:3201004261

出口口岸:上海海关

口岸代码:2200

出运日期:2011-03-20

目的国:加拿大,代码(501)

指运港:蒙特利尔,代码(3042)

(1) 贸易方式:一般贸易,代码　0110

(2) 运输方式:江海运输

(3) 征免方式:照章征税

(4) 境内货源地:无锡其他,代码(32029)

运费:总价 2 860.00 美元

保费:费额 320.00 美元

【要求】

(1) 请根据上述资料及销售合同填制出境货物报检单。

(2) 列举服装出口报检应提交的随附单据。

销售合同
SALES CONTRACT

卖方 SELLER：	NANJING TANG TEXTILE GARMENT CO. , LTD. HUARONG MANSION RM2901 NO. 85 GUANJIAQIAO, NANJING 210005, CHINA	编号 NO. ： F01LCB05127 日期 DATE： Dec. 26, 2000 地点 SIGNED IN： NANJING, CHINA

买方
BUYER： FASHION FORCE CO. , LTD
P. O. BOX 8935 NEW TERMINAL, ALTA,
VISTA OTTAWA, CANADA

买卖双方同意以下条款达成交易：

This contract is made by and agreed between the BUYER and SELLER, in accordance with the terms and conditions stipulated below.

1. 商品号 Art No.	2. 品名及规格 Commodity & Specification	3. 数量 Quantity	4. 单价及价格条款 Unit Price & Trade Terms	5. 金额 Amount
			CIF MONTREAL，CANADA	
46-301A	LADIES COTTON BLAZER 100% COTTON, 40S × 20/ 140 × 60	2 550 PCS	USD 12.80	USD 32 640.00
		Total：	**USD 12.80**	**USD 32 640.00**

允许 With	3%	溢短装，由卖方决定 More or less of shipment allowed at the sellers' option

6. 总值
Total Value —— USD THIRTY TWO THOUSAND SIX HUNDRED AND FORTY ONLY.

7. 包装
Packing —— CARTON

8. 唛头
Shipping Marks ——
FASHION FORCE
F01LCB05127
CTN NO.
MONTREAL
MADE IN CHINA

9. 装运期及运输方式
Time of Shipment & means of Transportation —— NOT LATER THAN MAR. 25, 2011 BY VESSEL

10. 装运港及目的地
Port of Loading & Destination —— FROM：SHANGHAI, CHINA
TO：MONTREAL, CANADA

11. 保险
Insurance —— FOR 110% CIF INVOICE VALUE COVERING ALL RISKS, INSTITUTE CARGO CLAUSES, INSTITUTE STRIKES, INSTITUTE WAR CLAUSES AND CIVIL COMMOTIONS CLAUSES.

12. 付款方式
Terms of Payment —— BY IRREVOCABLE LETTER OF CREDIT TO BE OPENED BY FULL AMOUNT OF S/C, PAYMENT AT SIGHT DOCUMENT TO BE PRESENTED WITHIN 21 DAYS AFTER DATE OF B/L AT BENEFICIARY'S ACCOUNT.

13. 备注
Remarks —— 1. PARTIAL SHIPMENTS：NOT ALLOWED.
2. TRANSSHIPMENT：ALLOWED.

The Buyer	The Seller
FASHION FORCE CO. , LTD	NANJING TANG TEXTILE GARMENT CO. , LTD.

填制出境货物报检单：

中华人民共和国出入境检验检疫
出境货物报检单

报检单位（加盖公章）：   * 编　　号＿＿＿＿＿＿

报检单位登记号：　　　　联系人：　电话：　　报检日期：　年　月　日

发货人	（中文）					
	（外文）					
收货人	（中文）					
	（外文）					

货物名称(中/外文)	H.S.编码	产地	数/重量	货物总值	包装种类及数量

运输工具名称号码		贸易方式		货物存放地点	
合同号		信用证号		用途	
发货日期		输往国家(地区)		许可证/审批号	
启运地		到达口岸		生产单位注册号	
集装箱规格、数量及号码					

合同、信用证订立的检验检疫条款或特殊要求	标 记 及 号 码	随附单据（划"√"或补填）	
		☐ 合同 ☐ 信用证 ☐ 发票 ☐ 换证凭单 ☐ 装箱单 ☐ 厂检单	☐ 包装性能结果单 ☐ 许可/审批文件 ☐ ☐ ☐

需要证单名称（划"√"或补填）		* 检验检疫费	
☐ 品质证书　　__正__副 ☐ 重量证书　　__正__副 ☐ 数量证书　　__正__副 ☐ 兽医卫生证书　__正__副 ☐ 健康证书　　__正__副 ☐ 卫生证书　　__正__副 ☐ 动物卫生证书　__正__副	☐ 植物检疫证书　__正__副 ☐ 熏蒸/消毒证书　__正__副 ☐ 出境货物换证凭单　__正__副	总金额 （人民币元）	
		计费人	
		收费人	

报检人郑重声明：	领 取 证 单	
1.本人被授权报检。		
2.上列填写内容正确属实,货物无伪造或冒用他人的厂名、标志、认证标志,并承担货物质量责任。	日期	
签名：＿＿＿＿	签名	

注:有"＊"号栏由出入境检验检疫机关填写　　　　　　　◆国家出入境检验检疫局制

项目七

出境货物运输包装及容器报检

实训要求

- 掌握常见包装及容器检验要求
- 掌握出境货物木质包装检验要求
- 木质包装报检申请的单证填制
- 掌握纸箱等其他类型包装的检验要求及单证填制

案例导入

　　某机械有限公司向口岸地检验检疫局报检一批进口旧设备,但未经木质包装检疫和卫生处理就被擅自提运使用,违反了我国有关法律、法规的规定。对此,检验检疫局依据《国境卫生检疫法实施细则》的规定,对该公司作出了罚款 5 000 元的行政处罚决定。某机械有限公司以该违法事实系代理报关公司所为与己无关为由,拒绝在法定期限内缴纳罚款,也未依法提起行政复议或行政诉讼,拒不执行处罚决定。根据我国《行政处罚法》的规定,当事人逾期不履行行政处罚决定的,作出行政处罚决定的行政机关可以采取每日按罚款数额的 3‰ 加处罚款并申请法院强制执行。检验检疫局依法向当地人民法院申请强制执行,要求当事人缴纳 5 000 元罚款和逾期加处罚款 22 800 元,并将罚款与逾期加处的罚款上缴国库。

任务一　出境货物木质包装报检

一、实训操作指南

（一）实训操作原理

　　根据《中华人民共和国进出境动植物检疫法》及《中华人民共和国进出境动植物检疫法实施条例》,对出境植物、植物产品及其他检疫物的装载容量、包装物及铺垫材料依照规定实施检疫。

2009 年 1 月 1 日起,所有出境货物木质包装均须按要求进行检疫处理并加施 IPPC 专用标识。检验检疫机构对出境货物使用的木质包装实施抽查检疫的检验检疫监督管理模式。

1. 报检范围

出境货物木质包装的范围是用于承载、包装、铺垫、支撑、加固货物的木质材料,如木板箱、木条箱、木托盘、木框、木桶、木轴、木楔、垫木、枕木、衬木等。

经人工合成或者经加热、加压等深度加工的包装用木质材料(如胶合板、纤维板等)和薄板旋切芯、锯屑、木丝、刨花等以及厚度等于或者小于 6 mm 的木质材料除外。

2. 报检要求与程序

检验检疫机构对木质包装标识加施企业的热处理或者熏蒸设施、人员及相关质量管理体系等进行考核,符合要求的,颁发除害处理标识加施资格证书,并公布标识加施企业名单,同时报国家质检总局备案,标识加施资格有效期为 3 年;不符合要求的,不予颁发资格证书。未取得资格证书的,不得擅自加施除害处理标识。

标识式样如图,至少包括四个方面的信息。

该标识图是国际植物保护公约(IPPC)注册的用于按规定实施除害处理合格的木质包装上的符号。

XX 是国际标准化组织的 2 个字母国家编码。

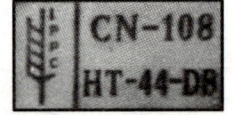

IPPC 标识图

000 代表国家植保机构给予木质包装生产企业的独特登记号。

YY 代表除害处理方法,如 MB 表示溴甲烷熏蒸处理,HT 表示热处理。

输出国官方植物检疫机构或木质包装生产企业可以根据需要增加其他信息。

标识必须加施于木质包装的显著位置,至少应在相对的两面,标识应清晰易辨、具永久性和不可改变性,避免使用红色或橙色。

木质包装生产企业在销售木质包装给使用单位前,需向具有 IPPC 标识加施资格的企业申请,对木质包装进行热处理或熏蒸处理。处理合格的,获得《出境货物木质包装除害处理合格凭证》,供货物报检时现场检验检疫人员查验放行和核销。

如输入国家或地区已采用《木质包装检疫国际标准》(ISPM15 号)的,出口商不需要向检验检疫机构报检,但应接受监管和抽查;如输入国家或地区要求出具《植物检疫证书》或《熏蒸/消毒证书》的,出口商仍需报检。

(二)实训操作要点

(1)出境木质包装由生产企业负责申请熏蒸。

(2)木质包装生产企业向具有 IPPC 标识加施资格的企业申请,对木质包装进行热处理或熏蒸处理。处理合格的,获得《出境货物木质包装除害处理合格凭证》。

(3)木质包装生产企业销售木质包装时,应把《出境货物木质包装除害处理合格凭证》一起提供给购买木质包装的出口货物企业。

(4)出口货物的企业在货物出口时使用了木质包装的,报检时除按规定填写《出境货物报检单》，提交合同、信用证、发票、装箱单等随附单证，还应向检验检疫机构出示《出境货物木质包装除害处理合格凭证》，供现场查验情况予以放行和核销。

（5）已加施标识的木质包装在出境时无需再单独报检。

二、实训操作案例

【业务操作背景】　2013 年 8 月，天津旭日有限公司向缅甸 ABC 公司出口一批电缆线，自天津市三晶木业有限公司购买木轴 240 件，要求三晶木业对该批木轴向检验检疫机关申报并进行熏蒸，提供《出境货物木质包装除害处理合格凭证》，其后再办理货物出境报检。

补充资料如下：

木轴规格：150×120 cm

型号 10020

筒体直径 80 cm

轴孔直径 70 cm

重量 15 kgs

除害日期：2012-8-27

木轴按照国际植物防疫检疫措施第 15 号标准（ISPM15）热处理流程及其他相关流程操作。

【要求】　请填制该批货物的木质包装报检相关单证。

出境货物木质包装除害处理合格凭证

编号：SJ120804

标识加施企业名称（盖章）	天津市三晶木业有限公司		
联系人	刘忻	电话	022-65348965
使用企业名称	天津旭日有限公司		
联系人	郑浩	电话	022-45329871
货物名称	电缆线	拟输往国家/地区	缅甸
包装种类	木轴	数量/规格	240 件
处理结果报告单编号	SJ120804		

备注：
木轴规格：150×120 cm
型号 10020
筒体直径 80 cm
轴孔直径 70 cm
重量 15 kgs
除害日期：2013-8-27

严格按照国际植物防疫检疫措施第 15 号标准（ISPM15）热处理流程及其他相关流程操作

注：本表一式三联，第一联交使用企业，第二联交检验检疫机构备查核销，第三联标识加施企业留存。

三、能力迁移训练

【业务操作背景】 常州西电变压器有限责任公司出口一批变压器到美国,需使用木质托盘作为运输包装,向上海华新包装材料有限公司购买一批木托盘并要求华新公司提供出境货物木质包装除害处理合格凭证。

【要求】 请根据以上信息进行单证制作。

出境货物木质包装除害处理合格凭证

编号:

标识加施企业名称(盖章)			
联系人		电话	
使用企业名称	常州西电变压器有限责任公司		
联系人		电话	
货物名称		拟输往国家/地区	
包装种类		数量/规格	
处理结果报告单编号			
备注:			

注:本表一式三联,第一联交使用企业,第二联交检验检疫机构备查核销,第三联标识加施企业留存。

任务二 出境货物运输包装容器报检

一、实训操作指南

（一）实训操作原理

1. 报检的范围

出境货物运输包装容器的检验,指列入《出入境检验检疫机构实施检验检疫的进出境商品目录》及其他法律、行政法规规定须经检验检疫机构检验检疫,并且检验检疫监管条件为"N"或"S"的出境货物的运输包装容器,必须申请检验,经检验检疫机构检验合格后方准盛装出境货物。

2. 报检程序

出口货物运输包装容器的检验分为性能检验和使用鉴定。

性能检验:出口货物申报报检前,先由生产包装容器的单位申报包装容器的性能检验,检验检疫机构签发的《出境货物运输包装性能检验结果单》简称《性能检验结果单》。

使用鉴定:使用鉴定一般在出口货物实施品质检验时同时进行,因此,使用鉴定与所包装的出口货物同时报检。

3. 出境货物运输包装容器的报检

(1)按规定填写《入境货物包装检验申请单》。

(2)提供以下证单与资料:

① 出口运输包装容器生产质量许可证。

② 生产单位的本批包装容器"检验结果单"。

③ 包装容器规格清单。

④ 客户订单。

⑤ 该批包装容器的设计工艺、材料检验标准等技术资料。

4.《出入境货物包装性能检验结果单》的使用

《出入境货物包装性能检验结果单》具有以下用途:

(1) 出境货物生产企业或经营单位向生产单位购买包装容器时,生产包装容器的单位应提供检验检疫机构签发的《出入境货物包装性能检验结果单》(正本)。

(2) 出境货物生产企业或经营单位申请出境货物检验检疫时,应向检验检疫机构提供《出入境货物包装性能检验结果单》正本,以便检验检疫机构核销。

(3) 合同规定或客户要求出具包装检验证书时,可凭《出入境货物包装性能检验结果单》正本,向出境所在地检验检疫机构换发包装检验证书。

(4) 对于同一批号不同单位使用的或同一批号多次装运出境货物的运输包装容器,在性能结果单有效期内可以凭此单向检验检疫机构报检,申请分单。

(二)实训操作要点

(1) 查询出口货物的 H.S.编码检验检疫监管条件为"N"或"S",则在购买货物包装时应向包装生产单位要求提供《出入境货物包装性能检验结果单》。

(2) 包装报检单位申请性能检验时填写《出入境货物包装性能检验申请单》,重要项目填写要求如下:

包装容器名称用规格:指包转容器的具体名称及其规格。如纸箱的名称要写明,单(双、三)瓦楞纸箱,规格用长×宽×高 mm 表示。

包装容器标记及批号:按《国际海运危险货物规则》规定填写包装容器上的唛头及生产厂代号及生产批号等。标记填写不下时可用附页;没有标记则填写"N/M"。

原材料名称及产地:指用于制造包装容器的原材料名称及其产地。纸箱要分别填写面、底、坑、芯纸的定量及产地,国产材料产地至少填写地区名称。

包装质量许可证:包装容器生产厂质量许可证书号码。申请性能检验时应填写该证书号码。

拟装货物名称及形态:指该批包装容器盛装货物的名称及其形态。形态指固体、液体或液体等。

密度:填写该批包装容器所盛装液体货物的密度。

拟装货物单件毛重:指容器内装货物的净重加上包装物的重量,据实填写。

单件净重:指包装容器内装货物的净重。

联合国编号:申请检验危险品包装容器时填写,指拟装的危险货物在《国际危规》中规定的编号,并要加填危险类别。

(3)出口货物单位持《出入境货物包装性能检验结果单》及货物外贸随附单证向检验检疫机关报检。

(4)商检根据出口货物性质进行包装使用鉴定,核查包装外观及各项物理性能,如合乎出境运输要求,则可以使用。

二、实训操作案例

【业务操作背景】 王芳受青岛真味食品有限公司委托,为其代理一批出口到日本的魔芋罐头产品的报检业务。王芳在代理的青岛真味食品有限公司的报检业务时,收到的有关食品包装的报检单据如下:

(1)购买包装合同;

(2)购买内包装时,由包装生产企业提供的《出入境货物包装性能检验结果单》。

【要求】 问该产品使用的包装包括哪些? 王芳应如何办理该批产品的报检?

王芳报检工作程序如下:

先准备各项随附单据包括包装相关单据。

2013年10月1日,王芳收到青岛真味食品有限公司的报检委托书,开始准备代理本批货物报检的相关工作。根据该批魔芋软包装罐头的H.S.编码查出该产品出境检验检疫规定为R/S,并查验真味食品公司卫生注册证书(对出口食品生产企业实施卫生备案管理)。购买外包装时,瓦楞纸箱厂应提供《出境货物运输包装性能检验结果单》。

2013年10月6日,王芳根据合同、商业发票、装箱单等相关信息,电子报检信息录入,生成正式报检号后,打印出报检单。2013年10月7日,王芳到青岛出入境检验检疫局,现场交单确认,联系检验检疫事项。积极配合现场抽采样和查验工作。

2013年10月14日,王芳在中国检验检疫电子业务网上,查询到货物通关放行的信息,缴纳相关费用之后,在报检单上签署姓名和领证时间,之后所有报检流程单证资料交检验检疫机构归档。

中华人民共和国出入境检验检疫
出境货物运输包装检验申请单

日期:2013 年 6 月 24 日 　　　　　　　　　　　　　　*编　号 33562170004387

申请人 (加盖公章)	(单位)	青岛加藤信包装有限公司		联系人	王芳
	(地址)	青岛崂山路 45 号		电　话	
包装使用人		青岛真味食品有限公司	包装容器 标记及批号:3702661F		
包装容器名称及规格		双瓦纸箱 43×33×29 CM			
包装容器生产厂		青岛加藤信包装有限公司			
原产料名称及产地		纸板　产地青岛	包装质量许可证号		45003545
申请项目(划"√")		□ 危包性能　□ 危包使用　☑ 一般包装性能　□ 食品包装			
数　量		** 100 000 只	包装容器编号	20113702661F	
生产日期		2013 年 4 月 20 日	存放地点	青岛加藤信包装有限公司 1 号仓库	
危包性能检验结果单号					
运输方式(划"√")		☑ 海运　□ 空运　□ 铁路　□ 公路　□			
拟装货物名称及形态		固态	密度	***	
拟装货物单件毛重		10.5 kg	单件净重　10 kgs	联合国编号	***
装运口岸	青岛	提供单据(划"√")	☑ 合同　☑ 信用证　☑ 厂检单　□		
装运日期	2013 年 10 月 14 日	集装箱上箱 次装货名称	魔芋软包装罐头		
输往国家	日本	合同、信用证等对包装的特殊要求		*检验费	
分证单位 及数量	青岛荣兴进出口 贸易公司 2 000 只	***		总金额 (人民币元)	
				计费人	
				收费人	
申请人郑重声明: 上列填写内容正确属实,并承担法律责任。				领取证单	
			日期		
			签名		

注:有"*"号栏由出入境检验检疫机关填写　　　　　　　　　　◆国家出入境检验检疫局制

中华人民共和国出入境检验检疫
出境货物运输包装性能检验结果单

* 编号 <u>33562170004387</u>

申请人	青岛加藤信包装有限公司		
包装容器 及名称规格	双瓦纸箱 43×33×29 CM	包装容器 标记及批号	3702661F
包装容器数量	** 100 000 只	生产日期	自 2013 年 6 月××日至 2013 年 6 月××日
拟装货物名称	食品	状态	固态	比重	***

检验依据	SN/T 0262-93《出口食品运输包装瓦楞纸箱检验规程》	拟装货物类别	☐ 危险货物 ☑ 一般货物
		联合国编号	***
		运输方式	海运

检验结果	经检验本批包装及材料符合上述检验标准要求。 按《出口食品运输包装瓦楞纸箱检验规程》进行抽样检验,经外观检查、物理性能检验各项指标达到检验规程要求,适合出口商品运输包装。 签字:李永　　　　　　　　　　　日期　2013 年 6 月 28 日
包装使用人	青岛真味食品有限公司
本单有效期	截止至 2014 年 5 月 31 日

分批使用 核销栏	日期	使用数量	结余数量	核销人	日期	使用数量	结余数量	核销人
	2013.9.26	5 200	94 800	王明				
	2013.9.26	3 800	91 000	王明				

说明:1. 当合同或信用证要求包装检验证书时,可凭本结果单向出境所在地检验检疫机关申请检验证书。

2. 包装容器使用人向检验检疫机关申请包装使用鉴定时,须将本结果单交给检验检疫机关核实。

三、能力迁移训练

【业务操作背景】 上海科信有限公司向法国出口手机,需使用一批双瓦楞纸箱,要求上海市宇辉包装有限公司提供双瓦楞纸箱《出入境货物包装性能检验结果单》。

双瓦楞纸箱:49×34×14.5 CM

数量:10 000 只

包装使用人:上海科信有限公司

品名:手机

生产日期:2012 年 11 月 26 日

报检员：王芳

【要求】

（1）填制包装检验申请单。

（2）向检验检疫机关申请瓦楞纸箱出境货物运输包装报检。

（3）取得出境货物运输包装性能检验结果单。

中华人民共和国出入境检验检疫

出境货物运输包装性能检验申请单

日期：　年　月　日　　　　　　　　　　　　　　　* 编号 ＿＿＿＿＿＿＿＿

申请人 （加盖公章）	（单位）		联系人	
	（地址）		电话	
包装使用人		包装容器标记及批号		
包装容器名称及规格				
包装容器生产厂				
原产料名称及产地		包装质量许可证号		
申请项目（划"√"）	□ 危包性能　□ 危包使用　□ 一般包装性能　□			
数　量		包装容器编号		
生产日期		存放地点		
危包性能检验结果单号				
运输方式（划"√"）	□ 海运　　□ 空运　　□ 铁路　　□ 公路　　□			
拟装货物名称及形态		密度		
拟装货物单件毛重		单件净重		联合国编号	
装运口岸		提供单据（划"√"）　□ 合同　□ 信用证　□ 厂检单　□			
装运日期		集装箱上箱次 装货名称		
输往国家		合同、信用证等对包装的特殊要求	* 检验费	
分证单位 及数量			总金额 （人民币元）	
			计费人	
			收费人	

申请人郑重声明：	领取证单	
	日期	
上列填写内容正确属实，并承担法律责任。		
签名：＿＿＿＿	签名	

注：有"＊"号栏由出入境检验检疫机关填写　　　　　◆国家出入境检验检疫局制

中华人民共和国出入境检验检疫
出境货物运输包装性能检验结果单

* 编号 _____

申请人			
包装容器及名称规格		包装容器标记及批号	
包装容器数量		生产日期	
拟装货物名称		状 态	比 重
检验依据		拟装货物类别	
		联合国编号	
		运输方式	
检验结果	经检验本批包装及材料符合上述检验标准要求。 签字　　　　　　　　日期		
包装使用人			
本单有效期			

分批使用核销栏	日期	使用数量	结余数量	核销人	日期	使用数量	结余数量	核销人

说明：1. 当合同或信用证要求包装检验证书时，可凭本结果单向出境所在地检验检疫机关申请检验证书。

　　　2. 包装容器使用人向检验检疫机关申请包装使用鉴定时，须将本结果单交给检验检疫机关核实。

项目八

电 子 报 检

实训要求

- 掌握电子报检的手续和条件
- 掌握九城电子报检操作流程
- 采用实训软件模拟电子报检
- 了解电子报检应注意的问题

案例导入

上海华鑫公司出口一批服装,按照有关规定办理了电子转单,但是突然接到消息,接运货物的船舶于海上触礁,不能按时到达,买方因急需这批货物遂与卖方协商将这批货物由其他船只承载。问在这种情况下我方能否将电子转单的相关信息进行更改?

根据下列规定,出境口岸检验检疫机构在下列情况对电子转单有关信息予以更改:

(1) 因运输造成包装破损或短装等情况须减少数/重量的。

(2) 须在出境口岸更改运输工具名称、发货日期、集装箱规格及数量等有关内容的。

结合本案例,运输工具名称的改变属于可以予以更改的范畴,所以能够顺利完成对电子转单相关信息的更改。

任务一　使用九城单证系统电子报检

一、实训操作指南

(一)实训操作原理

1. 电子报检环节

(1) 对报检数据的审核采取"先机审,后人审"的程序进行。企业发送电子报检数据,电子审单中心按计算机系统数据规范和有关要求对数据进行自动审核,对不符合要求的,反馈错误信息;符合要求的,将报检住处传输给受理报检人员,受理报检人员人工进行再次审核,符合规定的将成功受理报检住处同时反馈报检单位和施检部门,并提示报检企业与相应的施检部门联系检验检疫事宜。

(2)出境货物受理电子报检后,报检人应按受理报检信息要求,在检验检疫机构施检时,提交报检单和随附单据。

(3)入境货物受理电子报检后,报检人应按受理报检住处的要求,在领取《入境货物通关单》时,提交报检单和随附单据。

(4)电子报检人对已发送的报检申请需更改或撤销报检时,应发更改或撤销报检申请。检验检疫机构按有关规定办理。

2. 施检环节

报检企业接到报检成功信息后,按信息中的提示与施检部门联系检验检疫。在现场检验检疫时,持报检软件打印的报检单和全套随附单据交施人员审核,不符合要求的,施检人员通知报检企业立即处理,并将不符合情况反馈受理报检部门。

3. 计收费

计费由电子审单系统自动完成,接到施检部门转来的全套单据后,对照单据进行计费复核。报检单位逐票或按月缴纳检验检疫等有关费用。

4. 签证放行

签证部门按规定办理。

(二)实训操作要点

(1)建立新建生产批。

(2)企业打印出已经生成正式报检号码的报检单,报检时核对物理单证,计费就可以了。

(3)注意事项:电子报检人应确保电子报检信息真实、准确,不得发送无效报检信息。报检人发送的电子报检信息与提供的报检单及随附单据有关内容保持一致。

电子报检人须在规定的报检时限内将相关出入境地货物的报检数据发送至报检地检验检疫机构。

对于合同或信用证中涉及检验检疫特殊条款和特殊要求的,电子报检人须在电子报检申请中同时提出。

二、操作案例

目前很多企业都采用九城单证系统进行报检,采用九城单证系统进行电子报检的过程如下,首先进入九城平台。

(一)点击监管类产品,进入出口企业产品质量信息管理系统

点击新建生产批,包括两个菜单:生产批信息、原辅料信息(没有辅料的产品不用填),只填生产批信息。

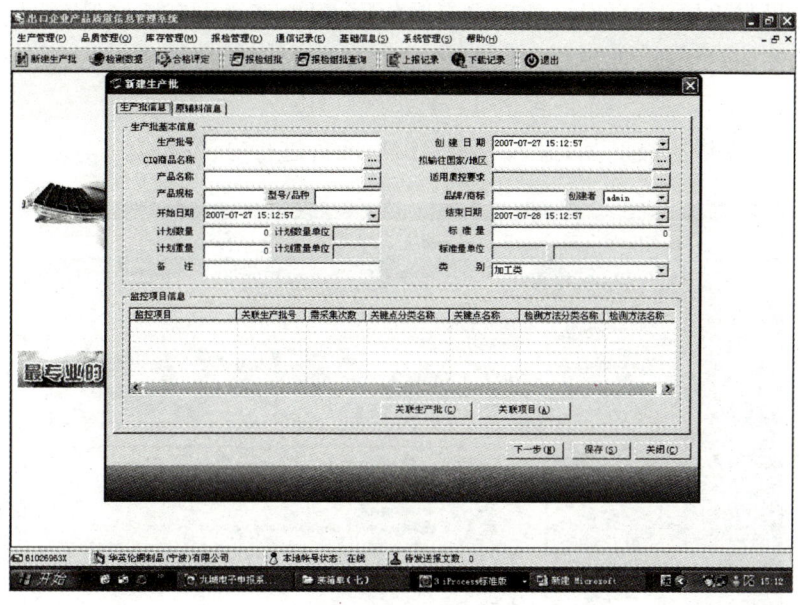

新建生产批窗口

生产批号每个公司都不一样，例如 4F7850709001 是 2007 年 9 月份建的第一个生产批号，之后选择要报检的产品出来，填好货物要去的国家的中文名称及出口计划数量。

对新建好的生产批号，进行检测，选合格，然后点击评定并保存。

（二）新增报检货物

点击报检组批，进入下面的窗口。

报检组批窗口

在报检组批号里输入组批号,然后点新增货物,将里面的信息填好保存,点下方的新增,会跳出要求入库的对话框,选择是,再点这个窗口里面的保存就好了。

（三）电子报检

关掉此窗口,点申报类产品,进入下面的窗口准备进行电子报检。

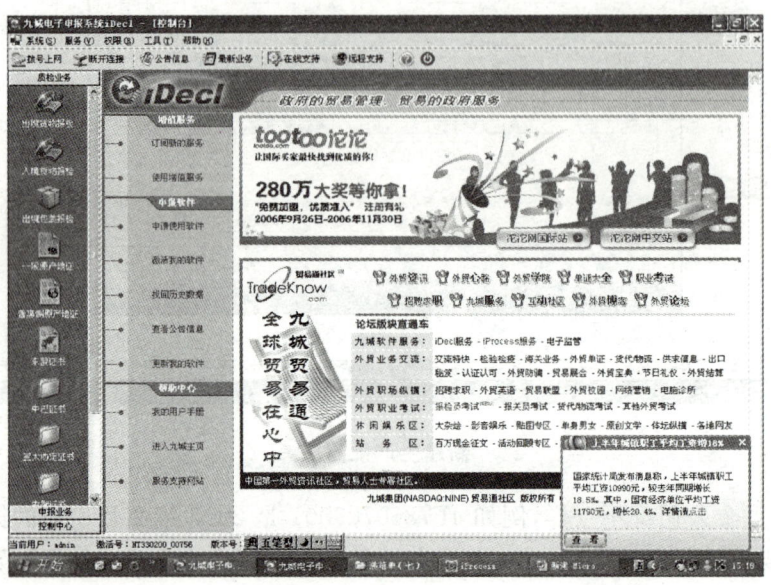

进入申报系统窗口

例如:点击出境货物报检,进入下面的界面,绿色项目为必填项目,此外发货人代码、信用证号、到货口岸、厂检信息、标记及号码、特殊要求、随附单据及需要证单一般都应填写。

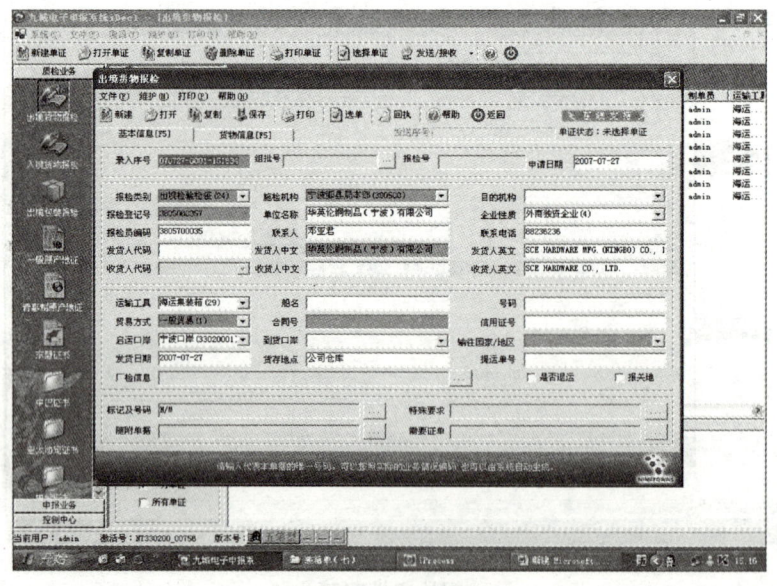

出境货物报检窗口一

完成填写后点击打印预览,检查是否有错漏填,修改之后保存。

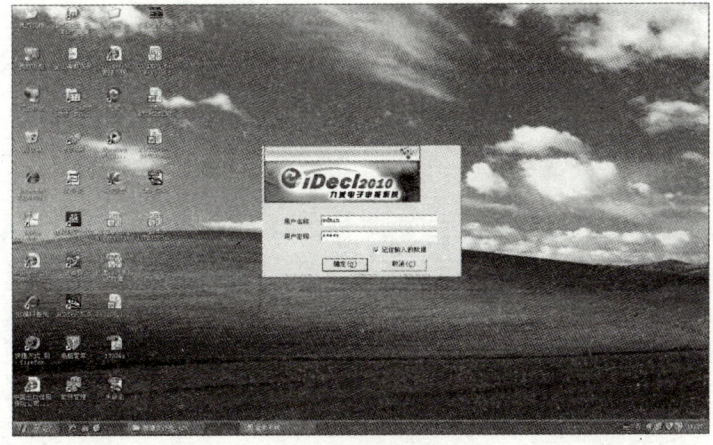

出境货物报检窗口二

预览后确定无误,选择单证,点击发送/接收。

收到回执单证后,把出/入境货物报检单打印出来,携带报检单及其他需要单证去商检现场报检。

三、能力迁移训练

【业务操作背景】　上海飞马公司向意大利出口一批女式羽绒防寒短上衣,H. S. 编号:6202131000,出境口岸上海。

【要求】　请用九城单证系统进行电子报检。

(1)登录系统。

登录窗口

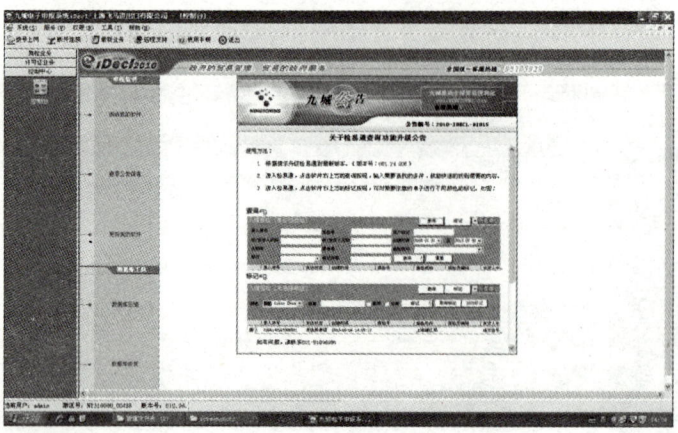

升级窗口

（2）选择报检种类。

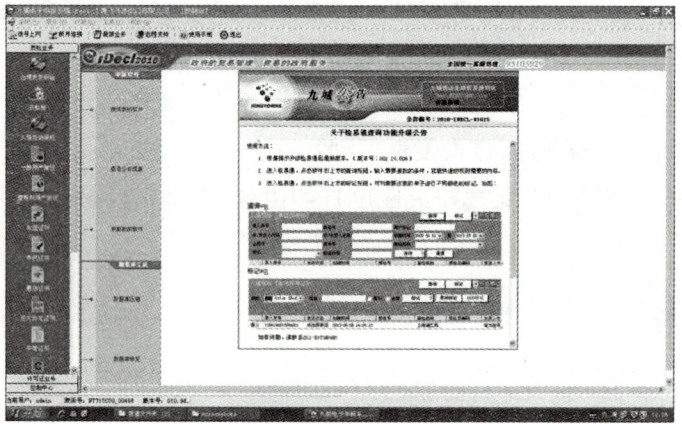

选择报检种类窗口

（3）新建出境货物报检单。

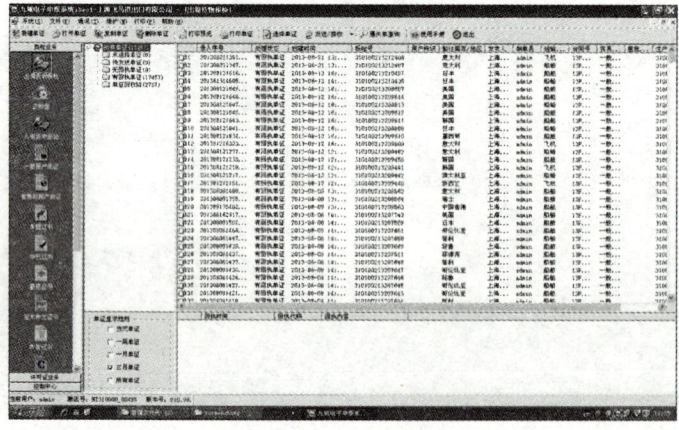

新建出境货物报检窗口

（4）填写报检基本信息。

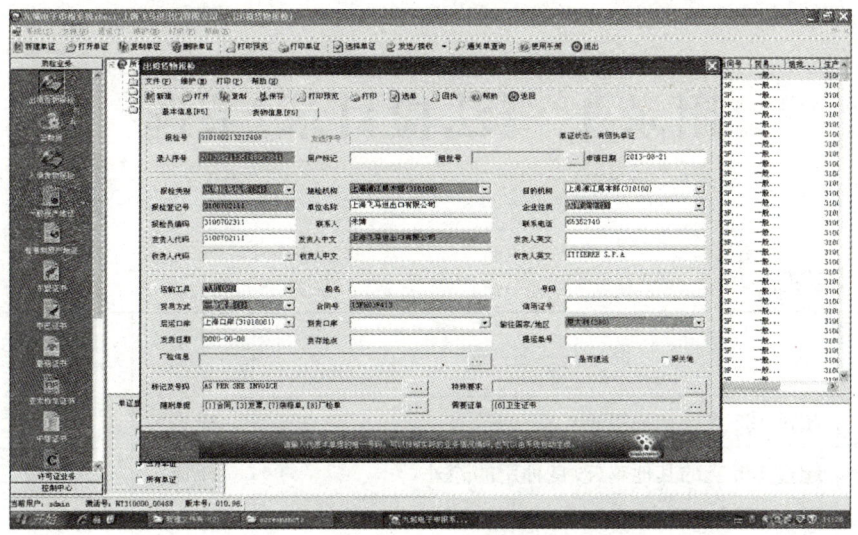

填写报检基本信息窗口

（5）填写报检单货物信息。

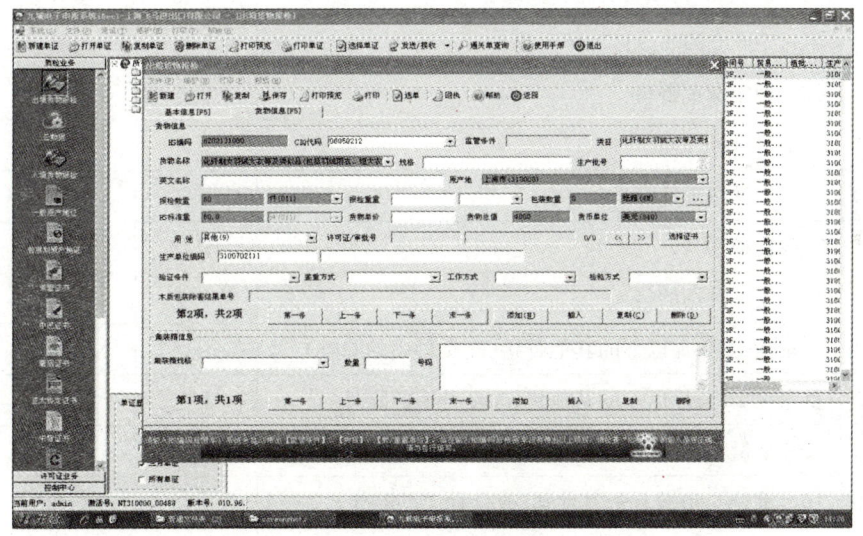

填写报检单货物信息窗口

（6）预览后确定无误，选择单证，点击发送/接收。

收到回执单证后，把出/入境货物报检单打印出来，携带报检单及其他需要单证去商检现场报检。

附 录

附录1 《法检目录》节选

01章 活动物

商品编号	商 品 名 称	计量单位	监管条件	检验检疫类别
0105941000	超过185克改良种用鸡	千克	A/B	P/Q
0105949000	超过185克的其他鸡(改良种用的除外)	千克	A/B	P. R/Q
0105991000	超过185克的其他改良种用家禽	千克	A/B	P/Q
0105999100	超过185克的非改良种用鸭	千克	A/B	P/Q
0105999200	超过185克的非改良种用鹅	千克	A/B	P/Q
0105999300	超过185克的非改良种用珍珠鸡	千克	A/B	P/Q
0105999400	超过185克的非改良种用火鸡	千克	A/B	P/Q
0101101010	改良种用濒危野马	千克	A/B	P/Q
0101101090	其他改良种用马	千克	A/B	P/Q
0101901010	非改良种用濒危野马	千克	A/B	P/Q
0101901090	非改良种用马	千克	A/B	P/Q
0103100090	其他改良种用的猪	千克	A/B	P/Q
0103911010	重量在10公斤以下的其他野猪(改良种用的除外)	千克	A/B	P. R/Q
0103911090	重量在10公斤以下的其他猪(改良种用的除外)	千克	A/B	P. R/Q
0103912010	10≤重量<50公斤的其他野猪(改良种用的除外)	千克	A/B	P. R/Q
0103912090	10≤重量<50公斤的其他猪(改良种用的除外)	千克	A/B	P. R/Q
0103920010	重量在50公斤及以上的其他野猪(改良种用的除外)	千克	A/B	P. R/Q
0103920090	重量在50公斤及以上的其他猪(改良种用的除外)	千克	A/B	P. R/Q
0106902010	其他濒危野生食用动物(包括人工驯养、繁殖的)	只	A/B	P. R/Q
0106902090	其他非野生食用动物	只	A/B	P. R/Q
0106909010	其他濒危野生动物(包括人工驯养、繁殖的)	只	A/B	P/Q
0106909090	其他非野生动物	只	A/B	P/Q

05 章　其他动物产品

商品编号	商　品　名　称	计量单位	监管条件	检验检疫类别
0505100010	填充用濒危野生禽类羽毛、羽绒（仅经洗涤、消毒等处理，未经进一步加工）	千克	A/B	P/N. Q
0505100090	其他填充用羽毛；羽绒（仅经洗涤、消毒等处理，未经进一步加工）	千克	A/B	P/N. Q
0505901000	羽毛或不完整羽毛的粉末及废料	千克	A/B	P/Q
0505909010	其他濒危野生禽类羽毛，羽绒（包括带有羽毛或羽绒的鸟毛及鸟体的其他部分）	千克	A/B	P/Q
0505909090	其他羽毛，羽绒（包括带有羽毛或羽绒的鸟毛及鸟体的其他部分）	千克	A/B	P/Q
0506100000	经酸处理的骨胶原及骨	千克	A/B	P/Q
0506901110	含牛羊成分的骨废料（未经加工或仅经脱脂等加工的）	千克	A/B	M. P/Q
0506901190	含牛羊成分的骨粉（未经加工或仅经脱脂等加工的）	千克	A/B	M. P/Q
0506901910	其他骨废料（未经加工或仅经脱脂等加工的）	千克	A/B	M. P/Q
0506901990	其他骨粉（未经加工或仅经脱脂等加工的）	千克	A/B	M. P/Q
0506909011	已脱胶的虎骨（指未经加工或经脱脂等加工的）	千克	A★/B☆	P/Q
0506909019	未脱胶的虎骨（指未经加工或经脱脂等加工的）	千克	A★/B☆	P/Q
0506909021	已脱胶的豹骨（指未经加工或经脱脂等加工的）	千克	A/B	P/Q
0506909029	未脱胶的豹骨（指未经加工或经脱脂等加工的）	千克	A/B	P/Q
0506909031	已脱胶的濒危野生动物的骨及角柱（不包括虎骨、豹骨。指未经加工或经脱脂等加工的）	千克	A/B	P/Q
0506909039	未脱胶的濒危野生动物的骨及角柱（不包括虎骨、豹骨。指未经加工或经脱脂等加工的）	千克	A/B	P/Q
0506909091	已脱胶的其他骨及角柱（不包括虎骨、豹骨。指未经加工或经脱脂等加工的）	千克	A/B	P/Q
0506909099	未脱胶的其他骨及角柱（不包括虎骨、豹骨。指未经加工或经脱脂等加工的）	千克	A/B	P/Q
0507100010	犀牛角	千克	A★/B☆	P/Q
0507100020	其他濒危野生兽牙、兽牙粉末及废料	千克	A/B	P/Q
0507100030	其他兽牙	千克	A/B	P/Q
0507100090	其他兽牙粉末及废料	千克	A/B	P/Q
0507901000	羚羊角及其粉末和废料	千克	A/B	P/Q
0507902000	鹿茸及其粉末	千克	A/B	P/Q

07章 食用蔬菜、根及块茎

商品编号	商 品 名 称	计量单位	监管条件	检验检疫类别
0713311000	种用干绿豆(不论是否去皮或分瓣)	千克	A/B	P/Q. S
0713319000	其他干绿豆(不论是否去皮或分瓣)	千克	A/B	P. R/Q. S
0713321100	种用红小豆(不论是否去皮或分瓣)	千克	A/B	P/Q. S
0713321900	其他种用赤豆(不论是否去皮或分瓣)	千克	A/B	P/Q. S
0713329000	其他干赤豆(不论是否去皮或分瓣)	千克	A/B	P. R/Q. S
0713331000	种用干芸豆(不论是否去皮或分瓣)	千克	A/B	P/Q. S
0713339000	其他干芸豆(不论是否去皮或分瓣)	千克	A/B	P. R/Q. S
0713901000	其他干豆(不论是否去皮或分瓣)	千克	A/B	P/Q. S
0713909000	种用干豆(不论是否去皮或分瓣)	千克	A/B	P. R/Q. S
0714101000	鲜木薯(不论是否切片)	千克	A/B	P. R/Q. S
0714102000	干木薯(不论是否切片或制成团粒)	千克	A/B	P. R/Q. S
0714103000	冷或冻的木薯(不论是否切片或制成团粒)	千克	A/B	P/Q. S
0714201100	鲜种用甘薯	千克	A/B	P/Q
0714201900	其他非种用鲜甘薯(不论是否切片)	千克	A/B	P. R/Q. S
0714202000	干甘薯(不论是否切片或制成团粒)	千克	A/B	P. R/Q. S
0714203000	冷或冻的甘薯(不论是否切片或制成团粒)	千克	A/B	P. R/Q. S
0714901000	鲜、冷、冻、干的荸荠(不论是否切片或制成团粒)	千克	A/B	P. R/Q. S
0714902100	种用藕(不论是否去皮或分瓣)	千克	A/B	P/N . Q
0714902900	鲜、冷、冻、干的非种用藕(不论是否切片或制成团粒)	千克	A/B	P. R/Q. S
0714903001	鲜、冷芋头(不论是否切片或制成团粒;芋头又称芋艿,为天南星科芋属植物。分旱芋、水芋)	千克	A/B	P. R/Q
0714903090	冻、干的芋头(不论是否切片或制成团粒;芋头又称芋艿,为天南星科芋属植物。分旱芋、水芋)	千克	A/B	P. R/Q
0714909010	鲜、冷、冻、干的兰科植物块茎	千克	A/B	P. R/Q
0714909091	含高淀粉或菊粉其他濒危类似根茎(包括西谷茎髓,不论是否切片或制成团粒,鲜、冷、冻或干的)	千克	A/B	P. R/Q
0714909099	含有高淀粉或菊粉其他类似根茎(包括西谷茎髓,不论是否切片或制成团粒,鲜、冷、冻或干的)	千克	A/B	P. R/Q
0709909010	鲜或冷藏的莼菜	千克	A/B	P. R/Q. S
0709909090	鲜或冷藏的其他蔬菜	千克	A/B	P. R/Q. S
0710100000	冷冻马铃薯(不论是否蒸煮)	千克	A/B	P. R/Q. S

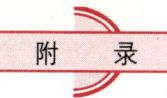

（续表）

商品编号	商 品 名 称	计量单位	监管条件	检验检疫类别
0710210000	冷冻豌豆（不论是否蒸煮）	千克	A/B	P. R/Q. S
0710801000	冷冻松茸（不论是否蒸煮）	千克	A/B	P. R/Q. S
0710802000	冷冻蒜薹及蒜苗（包括青蒜）（不论是否蒸煮）	千克	A/B	P. R/Q. S
0710803000	冷冻蒜头（不论是否蒸煮）	千克	A/B	P. R/Q. S
0710809010	冷冻的大蒜瓣（不论是否蒸煮）	千克	A/B	P. R/Q. S
0710809020	冷冻的香菇（不论是否蒸煮）	千克	A/B	P. R/Q. S
0710809030	冷冻莼菜（不论是否蒸煮）	千克	A/B	P. R/Q. S
0710809090	冷冻的未列名蔬菜（不论是否蒸煮）	千克	A/B	P. R/Q. S
0710900000	冷冻什锦蔬菜（不论是否蒸煮）	千克	A/B	P. R/Q. S
0713101000	种用干豌豆（不论是否去皮或分瓣）	千克	A/B	P/Q. S
0713109000	其他干豌豆（不论是否去皮或分瓣）	千克	A/B	P. R/Q. S
0713201000	种用干鹰嘴豆（不论是否去皮或分瓣）	千克	A/B	P/Q. S
0713209000	其他干鹰嘴豆（不论是否去皮或分瓣）	千克	A/B	P. R/Q. S
0701100000	种用马铃薯	千克	A/B	P/Q
0701900000	其他鲜或冷藏的马铃薯	千克	A/B	P. R/Q. S
0702000000	鲜或冷藏的番茄	千克	A/B	P. R/Q. S
0703101000	鲜或冷藏的洋葱	千克	A/B	P. R/Q. S
0703202000	鲜或冷藏的蒜薹及蒜苗（包括青蒜）	千克	A/B	P. R/Q. S
0703209000	鲜或冷藏的其他大蒜（包括切片、切碎、切丝、捣碎、磨碎、去皮等）	千克	A/B	P. R/Q. S
0703901000	鲜或冷藏的韭葱	千克	A/B	P. R/Q. S
0703902000	鲜或冷藏的大葱	千克	A/B	P. R/Q. S
0703909000	鲜或冷藏的其他葱属蔬菜	千克	A/B	P. R/Q. S
0704100001	鲜、冷硬花甘蓝	千克	A/B	P. R/Q. S
0704100002	鲜、冷花椰菜（花椰菜也叫菜花）	千克	A/B	P. R/Q. S
0704200000	鲜或冷藏的抱子甘蓝	千克	A/B	P. R/Q. S
0704901000	鲜或冷藏的卷心菜（学名结球甘蓝，又名圆白菜、洋白菜，属十字花科芸薹属甘蓝变种）	千克	A/B	P. R/Q. S
0704902000	鲜或冷藏的西兰花（西兰花，又称青花菜、绿菜花，属十字花科芸薹属甘蓝变种）	千克	A/B	P. R/Q. S

（续表）

商品编号	商品名称	计量单位	监管条件	检验检疫类别
0704909001	鲜、冷其他甘蓝	千克	A/B	P. R/Q. S
0704909090	鲜或冷藏的其他食用芥菜类蔬菜	千克	A/B	P. R/Q. S
0705110000	鲜或冷藏的结球莴苣（包心生菜）	千克	A/B	P. R/Q. S
0705190000	鲜或冷藏的其他莴苣	千克	A/B	P. R/Q. S
0705210000	鲜或冷藏的维特罗夫菊苣	千克	A/B	P. R/Q
0705290000	鲜或冷藏的其他菊苣	千克	A/B	P. R/Q
0706100001	鲜、冷胡萝卜	千克	A/B	P. R/Q. S
0706100090	鲜或冷藏的萝卜	千克	A/B	P. R/Q. S
0706900000	鲜或冷藏的小萝卜及类似食用根茎（包括色拉甜菜根、婆罗门参、块根芹）	千克	A/B	P. R/Q. S
0707000000	鲜或冷藏的黄瓜及小黄瓜	千克	A/B	P. R/Q. S
0708100000	鲜或冷藏的豌豆（不论是否脱荚）	千克	A/B	P. R/Q. S
0708200000	鲜或冷藏的豇豆及菜豆（不论是否脱荚）	千克	A/B	P. R/Q. S
0708900000	鲜或冷藏的其他豆类蔬菜（不论是否脱荚）	千克	A/B	P. R/Q. S
0709200000	鲜或冷藏的芦笋	千克	A/B	P. R/Q. S
0709300000	鲜或冷藏的茄子	千克	A/B	P. R/Q. S
0709400000	鲜或冷藏的芹菜（块根芹除外）	千克	A/B	P. R/Q. S
0709510000	鲜或冷藏的伞菌属蘑菇	千克	A/B	P. R/Q. S
0709591000	鲜或冷藏的松茸	千克	A/B	P. R/Q. S
0709592000	鲜或冷藏的香菇	千克	A/B	P. R/Q. S
0709593000	鲜或冷藏的金针菇	千克	A/B	P. R/Q. S
0709594000	鲜或冷藏的草菇	千克	A/B	P. R/Q. S
0709595000	鲜或冷藏的口蘑	千克	A/B	P. R/Q. S
0709596000	鲜或冷藏的块菌	千克	A/B	P. R/Q. S
0709599000	鲜或冷藏的其他蘑菇	千克	A/B	P. R/Q. S
0709909004	鲜、冷苦瓜	千克	A/B	P. R/Q. S
0709909005	鲜、冷山葵	千克	A/B	P. R/Q. S

16 章　肉、鱼、甲壳动物、软体动物及其他水生无脊椎动物的制品

商品编号	商 品 名 称	计量单位	监管条件	检验检疫类别
1602909010	制作或保藏其他濒危野生动物肉（包括杂碎、血）	千克	A/B	P. R/Q. S
1602909090	经制作或保藏的其他肉、杂碎及血	千克	A/B	P. R/Q. S
1603000010	含濒危野生动物及鱼类成分的肉（指品目 0208 及子目 030192 野生动物及鱼类）	千克	A/B	P. R/Q. S
1603000090	肉及水产品的精、汁（水产品指鱼、甲壳动物、软体动物或其他水生无脊椎动物）	千克	A/B	P. R/Q. S
1604111000	制作或保藏的大西洋鲑鱼（整条或切块，但未绞碎）	千克	A/B	P. R/Q. S
1604119010	制作或保藏的川陕折罗鲑鱼（整条或切块，但未绞碎）	千克	A/B	P. R/Q. S
1604119020	制作或保藏的秦岭细鳞鲑鱼（整条或切块，但未绞碎）	千克	A/B	P. R/Q. S
1604119090	制作或保藏的其他鲑鱼	千克	A/B	P. R/Q. S
1604120000	制作或保藏的鲱鱼（整条或切块，但未绞碎）	千克	A/B	P. R/Q. S
1604130000	制作或保藏的沙丁鱼、黍鲱鱼（整条或切块，但未绞碎）	千克	A/B	P. R/Q. S
1604140000	制作或保藏的金枪鱼、鲣鱼（整条或切块，但未绞碎）	千克	A/B	P. R/Q. S
1604150000	制作或保藏的鲭鱼（整条或切块，但未绞碎）	千克	A/B	P. R/Q. S
1604160000	制作或保藏的醍鱼（Anchovies）（整条或切块，但未绞碎）	千克	A/B	P. R/Q. S
1604192000	制作或保藏的罗非鱼（整条或切块，但未绞碎）	千克	A/B	P. R/Q. S
1604201110	鲸鲨、噬人鲨、姥鲨鱼翅罐头	千克	A/B	P. R/Q. S
1604300000	鲟鱼子酱及鲟鱼子酱代用品	千克	A/B	P. R/Q. S
1605100000	制作或保藏的蟹	千克	A/B	P. R/Q. S
1605200000	制作或保藏的小虾及对虾	千克	A/B	P. R/Q. S
1605300000	制作或保藏的龙虾	千克	A/B	P. R/Q. S
1605401100	制作或保藏的淡水小龙虾仁	千克	A/B	P. R/Q. S
1605401900	制作或保藏的带壳淡水小龙虾	千克	A/B	P. R/Q. S
1605409000	制作或保藏的其他甲壳动物	千克	A/B	P. R/Q. S
1605901000	制作或保藏的海蜇	千克	A/B	P. R/Q. S
1605902000	制作或保藏的蛤	千克	A/B	P. R/Q. S
1605909010	其他制作或保藏的濒危软体动物（包括其他水生无脊椎动物）	千克	A/B	P. R/Q. S
1605909090	其他制作或保藏的软体动物（包括其他水生无脊椎动物）	千克	A/B	P. R/Q. S

20章　蔬菜、水果、坚果或植物其他部分的制品

商品编号	商 品 名 称	计量单位	监管条件	检验检疫类别
2001100000	用醋或醋酸制作的黄瓜及小黄瓜	千克	A/B	R/S
2001901010	用醋或醋腌制的大蒜头、大蒜瓣（无论是否加糖或去皮）	千克	A/B	R/S
2001901090	用醋或醋腌制的其他大蒜（不含蒜头、蒜瓣、无论是否加糖或去皮）	千克	A/B	R/S
200190910	用醋或醋酸制作的或保藏的松茸	千克	A/B	R/S
2001909020	用醋或醋酸制作的或保藏的酸竹笋	千克	A/B	R/S
2001909030	用醋或醋酸制作的或保藏的芦荟	千克	A/B	R/S
2001909040	用醋或醋酸制作的或保藏的仙人掌植物	千克	A/B	R/S
2001909050	用醋或醋酸制作的或保藏的莼菜	千克	A/B	R/S
2001909090	用醋制作的其他果、菜及食用植物（包括用醋酸制作或保藏的）	千克	A/B	R/S
2002101000	非用醋制作的整个或切片番茄罐头	千克	A/B	R/S
2002109000	非用醋制作的其他整个或切片番茄	千克	A/B	P. R/Q
2003901020	非用醋制作的松茸罐头（用醋或醋酸以外其他方法制作或保藏的）	千克	A/B	R/S
2003901090	非用醋制作的其他蘑菇罐头（用醋或醋酸以外其他方法制作或保藏的非伞菌属蘑菇）	千克	A/B	R/S
2003909010	非用醋制作的其他香菇（用醋或醋酸以外其他方法制作或保藏的非伞菌属蘑菇）	千克	A/B	P. R/Q. S
2003909020	非用醋制作的其他松茸（用醋或醋酸以外其他方法制作或保藏的）	千克	A/B	P. R/Q. S
2003909090	非用醋制作的其他罐头（用醋或醋酸以外其他方法制作或保藏的非伞菌属蘑菇）	千克	A/B	P. R/Q. S
2004100000	非用醋制作的冷冻马铃薯（品目2006的货品除外）	千克	A/B	P. R/Q. S
2004900010	非用醋制作的冷冻松茸	千克	A/B	P. R/Q. S
2004900020	非用醋制作的冷冻酸竹笋	千克	A/B	P. R/Q. S
2004900030	非用醋制作的冷冻芦荟	千克	A/B	P. R/Q. S
2004900040	非用醋制作的冷冻仙人掌植物	千克	A/B	P. R/Q. S
2004900090	非用醋制作的冷冻冷冻蔬菜（品目2006的货品除外）	千克	A/B	P. R/Q. S
2005100000	非用醋制作的未冷冻均化蔬菜	千克	A/B	P. R/Q. S
2005200000	非用醋制作的未冷冻马铃薯	千克	A/B	P. R/Q. S

（续表）

商品编号	商品名称	计量单位	监管条件	检验检疫类别
2005400000	非用醋制作的未冷冻豌豆	千克	A/B	P. R/Q. S
2005991000	清水马蹄罐头	千克	A/B	R/S
2005992000	非用醋制作的蚕豆罐头	千克	A/B	R/S
2005994000	榨菜	千克	A/B	R/S
2005995000	咸蕨菜	千克	A/B	R/S
2005996000	咸荞（藠）头	千克	A/B	R/S
2005999100	其他蔬菜及什锦蔬菜罐头（非用醋制作）	千克	A/B	R/S
2005999910	非用醋制作的仙人掌	千克	A/B	P. R/Q. S
2005999920	非用醋制作的芦荟	千克	A/B	P. R/Q. S
2005999990	非用醋制作的其他蔬菜及什锦蔬菜	千克	A/B	P. R/Q. S
2006001000	蜜枣	千克	A/B	R/S
2006002000	糖渍制橄榄	千克	A/B	R/S

39章　塑料及其制品

商品编号	商品名称	计量单位	监管条件	检验检疫类别
3902200000	初级形状的聚异丁烯	千克	A/B	R/S
3905300000	初级形状的聚乙烯醇（不论是否含有未水解的乙酸酯基）	千克	A/B	R/S
3906901000	聚丙烯酰胺	千克	A/B	R/S
3907999000	初级形状的其他聚酯	千克	A/B	R/S
3913100000	初级形状的藻酸及盐和酯	千克	A/B	R/S
3915100000	乙烯聚合物的废碎料及下脚料	千克	A/	M/
3915200000	苯乙烯聚合物的废碎料及下脚料	千克	A/	M/
3915300000	氯乙烯聚合物的废碎料及下脚料	千克	A/	M/
3915901000	聚对苯二甲酸乙二酯废碎料及下脚料	千克	A/	M/
3915909000	其他塑料的废碎料及下脚料	千克	A/	M/
3917100000	硬化蛋白或纤维素材料制人造肠衣（香肠用肠衣）	千克	A/	R/
3924100000	塑料制餐具及厨房用具	千克	A/B	R/
3924900000	塑料制其他家庭用具及卫生或盥洗用具	千克	A/B	

51章　羊毛、动物细毛或粗毛；马毛纱线及其机织物

商品编号	商　品　名　称	计量单位	监管条件	检验检疫类别
5110300041	化纤其他童游戏套装紧身及套头衫（针织非起绒，轻薄细针翻领、开领、高领）	件	A/B	
5101110001	未梳的含脂剪羊毛（配额内）	千克	A/B	M. P/N. Q
5101110090	未梳的含脂剪羊毛（配额外）	千克	A/B	M. P/N. Q
5101190001	未梳的其他含脂剪羊毛（配额内）	千克	A/B	M. P/Q
5101190090	未梳的其他含脂剪羊毛（配额外）	千克	A/B	M. P/Q
5101210001	未梳的脱脂剪羊毛（未碳化）（配额内）	千克	A/B	M. P/Q
5101210090	未梳的脱脂剪羊毛（未碳化）（配额外）	千克	A/B	M. P/Q
5101290001	未梳的其他脱脂羊毛（未碳化）（配额内）	千克	A/B	M. P/Q
5101290090	未梳的其他脱脂羊毛（未碳化）（配额外）	千克	A/B	M. P/Q
5101300001	未梳的碳化羊毛（配额内）	千克	A/B	M. P/Q
5101300090	未梳的碳化羊毛（配额外）	千克	A/B	M. P/Q
5102110000	未梳克什米尔山羊的细毛	千克	A/B	P/N. Q
5102191010	未梳濒危兔毛	千克	A/B	P/N. Q
5102191090	其他未梳兔毛	千克	A/B	P/N. Q
5102192000	其他未梳山羊绒	千克	A/B	P/N. Q
5102193010	未梳濒危野生骆驼科动物毛、绒	千克	A/B	P/N. Q
5102193090	其他未梳骆驼毛、绒	千克	A/B	P/N. Q
5102199010	未梳的其他濒危野生动物细毛	千克	A/B	P/N. Q
5102199090	未梳的其他动物细毛	千克	A/B	P/N. Q
5102200010	未梳的濒危野生动物粗毛	千克	A/B	P/Q
5102200090	未梳的其他动物粗毛	千克	A/B	P/Q
5103101001	羊毛落毛（配额内）	千克	A/B	P/Q
5103101090	羊毛落毛（配额外）	千克	A/B	P/Q
5103109010	其他濒危野生动物细毛的落毛	千克	A/B	P/Q
5103109090	其他动物细毛的落毛	千克	A/B	M. P/Q
5103201000	羊毛废料（包括废纱线，不包括回收纤维）	千克	A/B	P/Q
5103209010	其他濒危野生动物细毛废料（包括废纱线，不包括回收纤维）	千克	A/B	P/Q
5103209090	其他动物细毛废料（包括废纱线，不包括回收纤维）	千克	A/B	M. P/Q

（续表）

商品编号	商品名称	计量单位	监管条件	检验检疫类别
5103300010	濒危野生动物粗毛废料（包括废纱线，不包括回收纤维）	千克	A/B	P/Q
5103300090	其他动物粗毛废料（包括废纱线，不包括回收纤维）	千克	A/B	M.P/Q
5104001000	羊毛的回收纤维	千克	A/B	P/Q
5104009010	其他濒危野生动物细毛（包括粗毛回收纤维）	千克	A/B	P/Q
5104009090	其他动物细毛或粗毛的回收纤维	千克	A/B	M.P/Q
5105100001	粗梳羊毛（配额内）	千克	A/B	M.P/Q
5105100090	粗梳羊毛（配额外）	千克	A/B	M.P/Q
5105210001	精梳羊毛片毛（配额内）	千克	A/B	M.P/Q
5105210090	精梳羊毛片毛（配额外）	千克	A/B	M.P/Q

61章　针织或钩编的服装及衣着附件

商品编号	商品名称	计量单位	监管条件	检验检疫类别
6110110059	羊毛针织或钩编非起绒外穿背心	件	/B	/N
6110110061	其他羊毛手工制非起绒男毛衫（针织或钩编）	件	/B	/N
6110110069	其他羊毛针织或钩编非起绒男毛衫	件	/B	/N
6110110099	其他羊毛制非起绒套头衫等（针织或钩编，包括开襟衫，背心及类似品）	件	/B	/N
6111200010	棉制针织或钩编婴儿袜	千克	A/B	
6111200020	棉制婴儿分指，连指，露指手套（针制或钩编）	千克	A/B	
6111200040	棉制针织婴儿外衣、雨衣、滑雪装（针制或钩编，包括夹克类似品）	千克	A/B	
6111200050	棉制针织钩编婴儿其他服装	千克	A/B	
6111200090	棉制针织钩编婴儿衣着附件	千克	A/B	
6114200011	棉制针织或钩编儿童非保暖连身裤	件	A/B	
6114200021	棉制针织或钩编男成人及男童TOPS（指8-18号男童TOPS）	件	A/B	
6114200022	棉制针织或钩编其他男童TOPS	件	A/B	
6114200040	棉制针织或钩编夏服、水洗服（包括女成人、女童及男童）	件	A/B	
6107910010	棉制针织或钩编其他睡衣裤	件	A/B	

（续表）

商品编号	商 品 名 称	计量单位	监管条件	检验检疫类别
6108310000	棉制针织或钩编女睡衣及睡衣裤	件	A/B	
6108320000	化纤制针织或钩编女睡衣及睡衣裤	件	A/B	
6108391010	丝及绢丝制女睡衣及睡衣裤（针织或钩编，含丝70%及以上）	件	A/B	
6108391090	其他丝及绢丝制女睡衣及睡衣裤（针织或钩编，含丝70%以下）	件	A/B	
6108399010	羊毛或动物细毛制女睡衣及睡衣裤（针织或钩编）	件	A/B	
6108399090	其他纺织材料制女睡衣及睡衣裤（针织或钩编）	件	A/B	
6109100091	其他棉制男式汗衫及其他背心（针织或钩编，内衣除外，包括男童8-18号）	件	A/B	
6109100092	其他棉制男式汗衫及其他背心（针织或钩编，内衣除外）	件	A/B	
6109100099	其他棉制女式汗衫及其他背心（针织或钩编，内衣除外）	件	A/B	

71章　天然或养殖珍珠、宝石或半宝石、贵金属、包贵金属及其制品；仿首饰；硬币

商品编号	商 品 名 称	计量单位	监管条件	检验检疫类别
7101101100	未分级的天然黑珍珠（不论是否加工，但未制成制品）	克	A/B	P/Q
7101101900	其他未分级的天然珍珠（不论是否加工，但未制成制品）	克	A/B	P/Q
7101109100	其他天然黑珍珠（不论是否加工，但未制成制品）	克	A/B	P/Q
7101109900	其他天然珍珠（不论是否加工，但未制成制品）	克	A/B	P/Q
7101211001	未分级，未加工的养殖黑珍珠（未制成制品）	千克	A/B	P/Q
7101211090	其他未分级，未加工的养殖珍珠（未制成制品）	千克	A/B	P/Q
7101219001	其他未分级的养殖黑珍珠（未制成制品）	千克	A/B	P/Q
7101219090	其他未分级的养殖珍珠（未制成制品）	千克	A/B	P/Q
7102100000	未分级钻石（未镶嵌）	克拉	/D	
7102210000	工业用钻石（未加工或经简单锯开，劈开或粗磨未镶嵌）	克拉	/D	
7102310000	非工业用钻石（未加工或经简单锯开，劈开或粗磨未镶嵌）	克拉	/D	

（续表）

商品编号	商 品 名 称	计量单位	监管条件	检验检疫类别
7112911010	金的废碎料	克	A/	M/
7112911090	包金的废碎料(但含有其他贵金属的除外)	克	A/	M/
7112921000	铂及包铂的废碎料(但含有其他贵金属的除外)	克	A/	M/

81 章　其他贱金属、金属陶瓷及其制品

商品编号	商 品 名 称	计量单位	监管条件	检验检疫类别
8101970000	钨废碎料	千克	A/	M/
8103300000	钽废碎料	千克	A/	M/
8104200000	镁废碎料	千克	A/	M/
8104200000	其他镁制品	千克	/B	/N
8110102000	锑粉末	千克	/B	/N
8110200000	锑废碎料	千克	/B	/N
8112922010	未锻轧的钒废碎料	千克	A/	M/
8113001010	颗粒或粉末状碳化钨废碎料	千克	A/	M/
8113009010	其他碳化钨废碎料,颗粒或粉末除外	千克	A/	M/

95　玩具、游戏品、运动用品及其零件、附件

商品编号	商 品 名 称	计量单位	监管条件	检验检疫类别
9503002100	动物玩偶,不论是否着装	个	A/B	L. M/N
9503002900	其他玩偶,不论是否着装	个	A/B	L. M/N
9503003100	缩小(按比例缩小)的电动火车模型	千克	A/B	L. M/N
9503003900	其他缩小(按比例缩小)的全套模型组件(不论是否活动)	个	A/B	M/N
9503004000	其他建筑套件及建筑玩具	个	A/B	L. M/N
9503005000	玩具乐器	千克	A/B	L. M/N
9503006000	智力玩具	套	A/B	L. M/N
9503008100	组装成套或全套的其他玩具	套	A/B	L. M/N
9503008200	其他带动力装置的玩具及模型	套	A/B	L. M/N
9503008900	其他未列名玩具	套	A/B	L. M/N

商品编号	商 品 名 称	计量单位	监管条件	检验检疫类别
9503009000	玩具、模型零件	千克	A/B	L. M/N
9505100010	含动植物性材料的圣诞用品（不包括成套圣诞节灯具）	千克	A/B	P/Q
9505900000	其他节日用品或娱乐用品（包括魔术道具及嬉戏品）	千克	/B	/N
9506911000	健身及康复器械（包括设备）	千克	/B	/N
9507100010	用植物性材料制作的钓鱼竿	副	A/B	P/Q
9503001000	三轮车、踏板车、踏板汽车和类似的带轮玩具；玩偶车	千克	/B	L/N

97 艺术品、收藏品及古物

商品编号	商 品 名 称	计量单位	监管条件	检验检疫类别
9701900010	含濒危动物成分的拼贴画（包括类似装饰板,指一切源自濒危动物的产品）	千克	A/B	
9701900020	用其他动植物材料制作的拼贴画（包括类似装饰板,指一切源自濒危动物的产品）	千克	A/B	P/Q
9705000010	含濒危动植物的收藏品（具有动植物学意义的）	千克	A/B	P/Q
9705000090	具有动、植、矿物学意义的收藏品（还包括具有解剖、历史、考古、古生物学意义的收藏品）	千克	A/B	P/Q
9706000010	超过一百年的濒危野生动植物古物（具收藏或文史价值的）	千克	A/B	P/Q

附录2 出境货物检验检疫流程

出境货物检验检疫流程

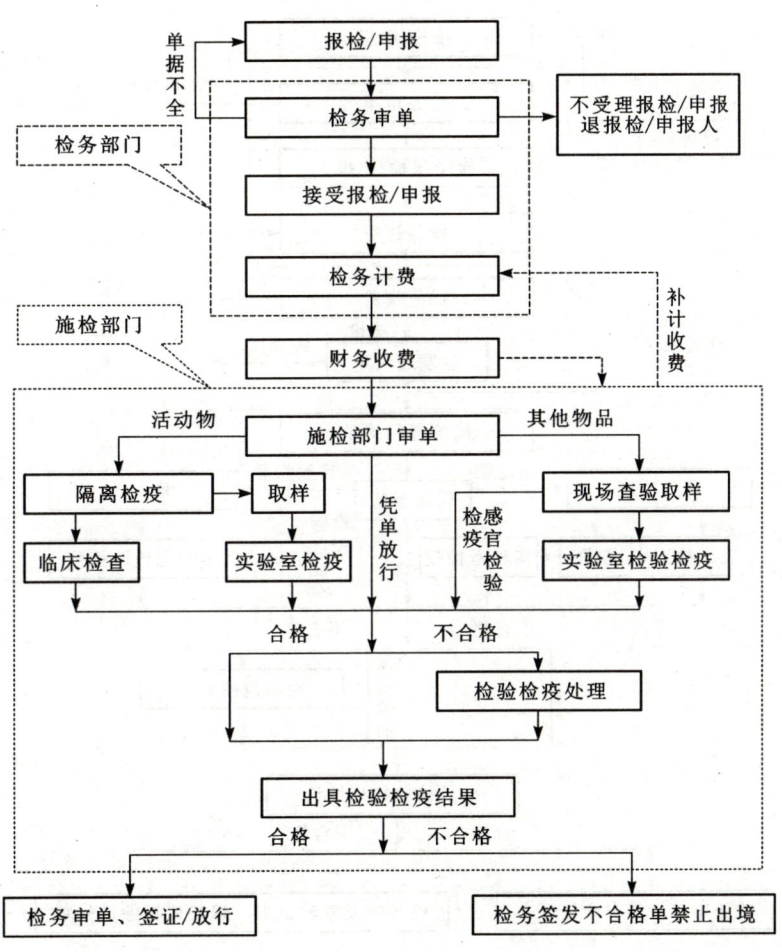

附录 3　入境货物检验检疫流程

入境货物检验检疫流程

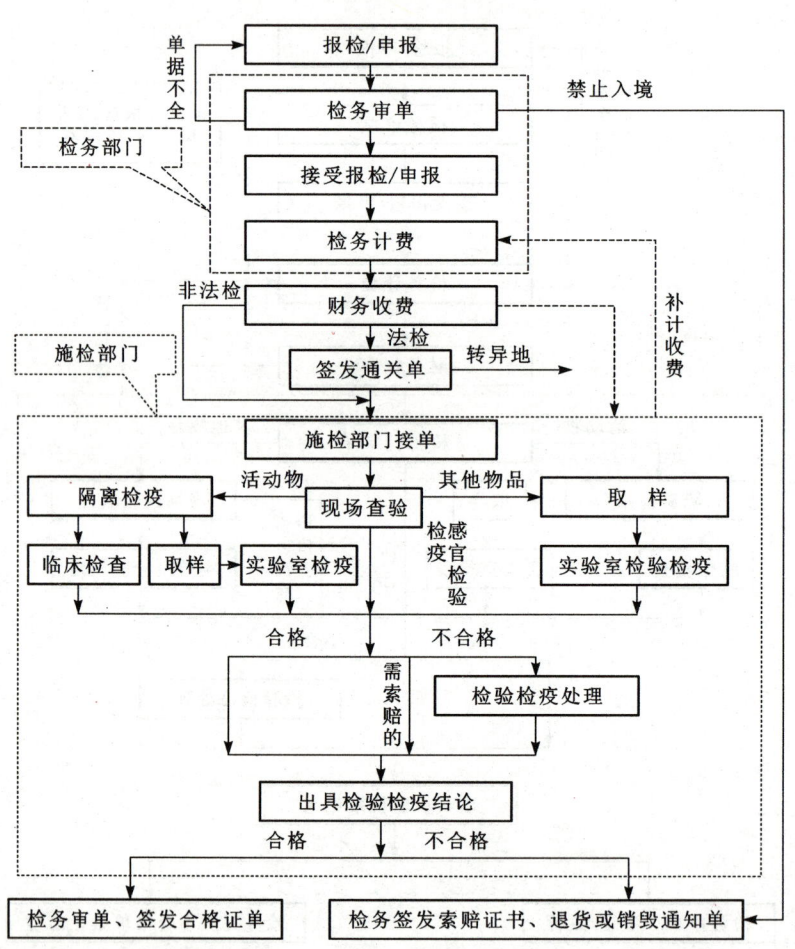

附录 4 实施强制性产品认证的产品目录

第一批实施强制性产品认证的产品

一、电线电缆(共 5 种)

电线组件、矿用橡套软电缆、交流额定电压 3 kV 及以下铁路机车车辆用电线电缆、额定电压 450/750 V 及以下橡皮绝缘电线电缆、额定电压 450/750 V 及以下聚氯乙烯绝缘电线电缆

二、电路开关及保护或连接用电器装置装(共 6 种)

耦合器(家用、工业用和类似用途器具)、插头插座(家用、工业用和类似用途)、热熔断体、小型熔断器的管状熔断体、家用和类似用途固定式电气装置的开关、家用和类似用途固定式电气装置电器附件外壳

三、低压电器(共 9 种)

低压电器、漏电保护器、断路器(含 RCCB、RCBO、MCB)、熔断器、低压开关(隔离器、隔离开关、熔断器组合电器)、其他电路保护装置[保护器类:限流器、电路保护装置、过流保护器、热保护器、过载继电器、低压机电式接触器、电动机启动器]、继电器(36 V＜电压≤1 000 V)、其他开关(电器开关、真空开关、压力开关、接近开关、脚踏开关、热敏开关、液位开关、按钮开关、限位开关、微动开关、倒顺开关、温度开关、行程开关、转换开关、自动转换开关、刀开关)、其他装置(接触器、电动机启动器、信号灯、辅助触头组件、主令控制器、交流半导体电动机控制器和启动器)、低压成套开关设备

四、小功率电动机(共 1 种)

小功率电动机

五、电动工具(共 16 种)

电钻(含冲击电钻)、电动螺丝刀和冲击扳手、电动砂轮机、砂光机、圆锯、电锤(含电镐)、不易燃液体电喷枪、电剪刀(含双刃电剪刀、电冲剪)、攻丝机、往复锯(含曲线锯、刀锯)、插入式混凝土振动器、电链锯、电刨、电动修枝剪和电动草剪、电木铣和修边机、电动石材切割机(含大理石切割机)

六、电焊机(共 15 种)

小型交流弧焊机、交流弧焊机、直流弧焊机、TIG 弧焊机、MIG/MAG 弧焊机、埋弧焊机、等离子弧切割机、等离子弧焊机、弧焊变压器防触电装置、焊接电缆耦合装置、电阻焊机、焊机送丝装置、TIG 焊焊炬、MIG/MAG 焊焊枪、电焊钳

七、家用和类似用途设备(共 18 种)

1. 家用电冰箱和食品冷冻箱:有效容积在 500 立升以下,家用或类似用途的有或无冷

冻食品储藏室的电冰箱、冷冻食品储藏箱和食品冷冻箱及他们的组合

2. 电风扇：单相交流和直流家用和类似用途的电风扇

3. 空调器：制冷量不超过 21 000 大卡/小时的家用及类似用途的空调器

4. 电动机—压缩机：输入功率在 5 000 W 以下的家用和类似用途空调和制冷装置所用密闭式（全封闭型、半封闭型）电动机—压缩机

5. 家用电动洗衣机：带或不带水加热装置、脱水装置或干衣装置的洗涤衣物的电动洗衣机

6. 电热水器：把水加热至沸点以下的固定的贮水式和快热式电热水器

7. 室内加热器：家用和类似用途的辐射式加热器、板状加热器、充液式加热器、风扇式加热器、对流式加热器、管状加热器

8. 真空吸尘器：具有吸除干燥灰尘或液体的作用，由串激整流子电动机或直流电动机的真空吸尘器

9. 皮肤和毛发护理器具：用作人或动物皮肤或毛发护理并带有电热元件的电器

10. 电熨斗：家用和类似用途的干式电熨斗和湿式（蒸汽）电熨斗

11. 电磁灶：家用和类似用途的采用电磁能加热的灶具，它可以包含一个或多个电磁加热元件

12. 电烤箱：包括额定容积不超过 10 升的家用和类似用途的电烤箱、面包烘烤器、华夫烙饼模和类似器具

13. 电动食品加工器具：家用电动食品加工器和类似用途的多功能食品加工器

14. 微波炉：频率在 300 MHz 以上的一个或多个 I. S. M. 波段的电磁能量来加热食物和饮料的家用器具，它可带有着色功能和蒸汽功能

15. 电灶、灶台、烤炉和类似器具：包括家用电灶、分离式固定烤炉、灶台、台式电灶、电灶的灶头、烤架和烤盘及内装式烤炉、烤架

16. 吸油烟机：安装在家用烹调器具和炉灶的上部，带有风扇、电灯和控制调节器之类用于抽吸排除厨房中油烟的家用电器

17. 液体加热器和冷热饮水机

18. 电饭锅：采用电热元件加热的自动保温式或定时式电饭锅

八、音视频设备类（不包括广播级音响设备和汽车音响设备）（共 16 种）

总输出功率在 500 W（有效值）以下的单扬声器和多扬声器有源音箱、音频功率放大器、调谐器、各种广播波段的收音机、各类载体形式的音视频录制、播放及处理设备（包括各类光盘磁带等载体形式）及以上设备的组合，为音视频设备配套的电源适配器、各种成像方式的彩色电视接收机、监视器（不包括汽车用电视接收机）、黑白电视接收机及其他单色的电视接收机、显像（示）管、录像机、卫星电视广播接收机、电子琴、天线放大器、声音和电视信号的电缆分配系统设备与部件

九、信息技术设备（共 12 种）

微型计算机、便携式计算机、与计算机连用的显示设备、与计算机相连的打印设备、多用途打印复印机、扫描仪、计算机内置电源及电源适配器充电器、电脑游戏机、学习机、复印机、

服务器、金融及贸易结算电子设备

十、照明设备(共 2 种)(不包括电压低于 36 V 的照明设备)

灯具、镇流器

十一、电信终端设备(共 9 种)调制解调器、传真机、固定电话终端(普通电话机、主叫号码显示电话机、卡式管理电话机、录音电话机、投币电话机、智能卡式电话机、IC 卡公用电话机、免提电话机、数字电话机、电话机附加装置)、无绳电话终端(模拟无绳电话机、数字无绳电话机)、集团电话(集团电话、电话会议总机)、移动用户终端[模拟移动电话机、GSM 数字蜂窝移动台(手持机和其他终端设备)、CDMA 数字蜂窝移动台(手持机和其他终端设备)]、ISDN 终端[网络终端设备(NT1、NT1+)、终端适配器(卡)TA]、数据终端(存储转发传真/语音卡、POS 终端、接口转换器、网络集线器、其他数据终端)、多媒体终端(可视电话、会议电视终端、信息点播终端、其他多媒体终端)

十二、机动车辆及安全附件(共 4 种)

(一)汽车:在公路及城市道路上行驶的 M、N、O 类车辆

(二)摩托车:发动机排气量超过 50 cc 或最高设计车速超过 50 km/h 的摩托车

(三)汽车摩托车零部件:汽车安全带、摩托车发动机

十三、机动车辆轮胎(共 3 种)

(一)汽车轮胎:轿车轮胎(轿车子午线轮胎、轿车斜交轮胎)、载重汽车轮胎(微型载重汽车轮胎、轻型载重汽车轮胎、中型/重型载重汽车轮胎)

(二)摩托车轮胎:摩托车轮胎(代号表示系列、公制系列、轻便型系列、小轮径系列)

十四、安全玻璃(共 3 种)

汽车安全玻璃(A 类夹层玻璃、B 类夹层玻璃、区域钢化玻璃、钢化玻璃)、建筑安全玻璃(夹层玻璃、钢化玻璃)、铁道车辆用安全玻璃(夹层玻璃、钢化玻璃、安全中空玻璃)

十五、农机产品(共 1 种)

植物保护机械[背负式喷雾机(器)、背负式喷粉机(器)、背负式喷雾喷粉机]

十六、乳胶制品(共 1 种)

橡胶避孕套

十七、医疗器械产品(共 7 种)

医用 X 射线诊断设备、血液透析装置、空心纤维透析器、血液净化装置的体外循环管道、心电图机、植入式心脏起搏器、人工心肺机

十八、消防产品(共 3 种)

火灾报警设备(点型感烟火灾报警探测器、点型感温火灾报警探测器、火灾报警控制器、消防联动控制设备、手动火灾报警按钮)、消防水带、喷水灭火设备(洒水喷头、湿式报警阀、水流指示器、消防用压力开关)

十九、安全技术防范产品(共 1 种)

入侵探测器(室内用微波多普勒探测器、主动红外入侵探测器、室内用被动红外探测器、微波与被动红外复合入侵探测器)

第二批强制性认证产品目录

无线局域网产品

第三批强制性认证产品目录

一、溶剂型木器涂料(指室内装饰装修用硝基漆类/醇酸漆类/聚氨酯漆类溶剂型木器涂料)

二、瓷质砖(用于建筑物装修用的吸水率平均值 $E \leqslant 0.5\%$ 的瓷质砖)

三、混凝土防冻剂

第四批强制性认证产品目录

一、入侵探测器

1. 磁开关入侵探测器

2. 振动入侵探测器

3. 室内用被动式玻璃破碎探测器

二、防盗报警控制器

三、汽车防盗报警系统

四、防盗保险柜、防盗保险箱

第五批强制性认证产品目录

一、童车类

二、电玩具

三、塑胶玩具

四、金属玩具

五、弹射玩具

六、娃娃玩具

第六批强制性认证产品目录

一、机动车灯具产品(前照灯、转向灯;汽车前位灯/后位灯/制动灯/视廓灯、前雾灯、后雾灯、倒车灯、驻车灯、侧标志灯和后牌照板照明装置;摩托车牌照灯、位置灯)

二、机动车回复反射器

三、汽车行驶记录仪

四、车身反光标识

五、汽车制动软管

六、机动车后视镜

七、机动车喇叭

八、汽车油箱

九、门锁及门铰链

十、内饰材料

十一、座椅

十二、头枕

附录5   2011 年报检员资格全国统一考试试题

一、单项选择题

请在下列各题的答案选项中选出最合适的答案,在答题卡上将该题相对应答案的字母框涂满(每题 1 分,共 25 分)

1. 代理报检企业例行审核的周期是(   )。

    A. 每半年一次   B. 每年一次   C. 每两年一次   D. 每四年一次

2. 下列商品编码对应的商品无需实施出境动植物、动植物产品检疫的是(   )。

    A. 0711200000   B. 1602200000   C. 200290900   D. 2003101100

3. 关于列入《人类食品和动物饮料添加剂及原料产品目录》的产品,以下表述错误的是(   )。

    A. 报检单上须注明产品用途   B. 外包装上须鲜明产品用途

    C. 凭通关单办理通关手续   D. 均须实施检验

4. 关于提单的作用,以下表述错误的是(   )。

    A. 货权凭证   B. 货物收据   C. 运输契约证明   D. 品质证明

5. 《出入境检验检疫机构实施检验检疫的进出境商品目录(2011)》中检验检疫类别含有"M"的商品编码共有(   )个。

    A. 1 811   B. 2 056   C. 3 955   D. 4 902

6. 关于出境竹木草制品生产企业监督管理,以下表述正确的是(   )。

    A. 产品种类发生变化,应重新办理注册登记手续

    B. 注册登记满 3 年的,应办理换证手续

    C. 拒不接受检验检疫监督管理的,将被暂停报检

    D. 被检出质量安全问题,将被取消注册登记资格

7. 根据《进出口商品检验法》及其实施条例,以下表述正确的是(   )。

    A. 进出口商品检验是指确定商品是否具有检疫风险的合格评定活动

    B. 法定检验的进口商品应向报关地检验检疫机构报检

    C. 实施验证管理的进口商品,收货人应向目的地检验检疫机构申请检验

    D. 法定检验的进口货物通关后 30 日内,收货人应向检验检疫机构申请检验

8. 以下所列货物,检验检疫类别与其他选项不同的是(   )。

    A. 鲜种用甘薯   B. 鲜木薯   C. 脱水大蒜   D. 猪肉罐头

9. 鲜活类货物的《出境货物通关单》有效期为(   )天。

A. 14　　　　B. 21　　　　C. 35　　　　D. 60

10. 关于出入境邮寄物,以下表述正确的是(　　)。

　　A. 出入境邮寄物均无需办理检验检疫手续

　　B. 入境邮寄物应实施检验检疫,出境邮寄物无需实施检验检疫

　　C. 对检疫风险高的物品,禁止邮寄入境

　　D. 以邮寄方式进京的生物制品,无需办理检疫审批手续

11. 进口旧机电产品运抵使用地后,向检验检疫机构申报检验的时限为(　　)。

　　A. 运抵之日起 6 个工作日内　　　　B. 运抵之日起 20 个工作日内

　　C. 通关之日起 20 个工作日内　　　　D. 企业自行验收完毕后 6 个工作日内

12. 以下所列货物,第一标准计量单位为"副"的是(　　)。

　　A. 棉质钩编婴儿连指手套　　　　B. 棉制针织婴儿

　　C. 木制钓鱼竿　　　　D. 木制沙发

13. 某商品的检验检疫类别为"M/",检验检疫机构对其实施(　　)。

　　A. 出口食品卫生监督检验　　　　B. 进口食品卫生监督检验

　　C. 进境动植物、动植物产品检疫　　　　D. 进口食品卫生监督检验

14. 办理自理报检单位备案登记手续,应向(　　)申请。

　　A. 工商注册地检验检疫机构　　　　B. 报检地检验检疫机构

　　C. 口岸检验检疫　　　　D. 报关地检验检疫机构

15. 以下所列出口货物,报检时须提交包装容器使用鉴定结果单的是(　　)。

　　A. 食品　　　　B. 化妆品　　　　C. 玩具　　　　D. 打火机

16. 入境种牛的隔离检疫期为(　　)。

　　A. 15 天　　　　B. 30 天　　　　C. 45 天　　　　D. 60 天

17. 以下商品编码所对应的检验检疫类别相同的是(　　)。

　　A. 0713311000 和 0713319000　　　　B. 4403492000 和 4407291010

　　C. 0408110000 和 2009110000　　　　D. 6103430093 和 6108990010

18. 以下关于进口肉类产品表述,不正确的是(　　)。

　　A. 必须依法取得《进境方检验检疫许可证》

　　B. 必须从国家质检总局指定的口岸进境

　　C. 境外生产企业应事先向国家质检总局备案

　　D. 收货人的进口和销售记录应至少保存两年

19. 报检单 H.S. 编码栏应该填写(　　)位数字。

　　A. 4　　　　B. 6　　　　C. 8　　　　D. 10

20. 办理进口电池报检手续时应提供(　　)。

　　A. 进出口电池产品备案申请书　　　　B. 进出口电池备案书

　　C. 电池产品汞含量检测合格确认书　　　　D. 强制性产品认证证书

21. 以下所列贸易术语,按照卖方风险和责任由大到小排列正确的是(　　)。

A. DAF、FCA、DES　　　　　　B. DDP、CIP、EXW

B. FOB、EXW、DEQ　　　　　　D. CIF、DDI、CFR

22. 获得《报检员资格证》后（　　）年内未从事报检业务的，《报检员资格证》自动失效。

A. 1　　　　　　B. 2　　　　　　C. 3　　　　　　D. 4

23. 以下所列，不属于出境水果果园注册登记条件的是（　　）。

A. 连片种植，面积在 100 亩以上

B. 有专职或者兼职植保员，负责果园有害生物监测防治等工作

C. 具有符合检疫要求的清洗、加工、防虫防病、及除害处理设施

D. 近两年未发生重大植物疫情

24. 以下所列，无需办理强制性产品认证的是（　　）。

A. 暂时进口需退运的产品

B. 外国政府援助、赠送的产品

C. 为考核技术引进生产线所需的零部件

D. 直接为最终用户维修目的所需的产品

25. 以下入境商品，无需办理检疫审批手续的是（　　）。

A. 苹果　　　　　B. 牛肉　　　　　C. 鲜奶　　　　　D. 马铃薯细粉

二、多项选择题

下列各题的答案选项中，有两个或两个以上是最合适的答案，请将其选出，并在答题卡上将该题对应的字母标号框涂满。（每题 2 分，共 50 分，不选、错选、少选、多选均不得分）

26. 下列情况，应重新报检的是（　　）。

A. 超过检验检疫有效期限

B. 改换包装或重新拼装

C. 已撤销报检

D. 变更输入国家且检验检疫要求不同

27. 以下所列进口货物，必须在卸货口岸实施检验检疫的有（　　）。

A. 电池　　　　　　　　　B. 散装转基因大豆

C. 饲料添加剂　　　　　　D. 新鲜猕猴桃

28. 应接受健康检查的出入境人员包括（　　）。

A. 申请出国 1 年以上的中国籍公民

B. 地境外居住 3 个月以上的中国籍回国人员

C. 国际通行交通工具上的外籍员工

D. 来华工作或居留 1 年以上的外籍人员

29. 以下所列条件，自理报检单位备案登记和代理报检企业注册登记要求不同的有（　　）。

A. 取得组织机构代码证　　　　B. 办理对外贸易经营者备案登记

C. 注册资金金额　　　　　　　D. 拟任报检员数量

30. 装载以下出口货物的集装箱，须实施适载检验的有（　　）。

A. 水果罐头　　　　B. 带壳鲜鸡蛋　　　　C. 花生酱　　　　D. 冷藏大葱

31. 参加报检员资格考试的人员应当符合的条件有(　　)。

    A. 年满 18 周岁,具有完全民事行为能力

    B. 具有良好的品行

    C. 与外贸企业签订劳动合同

    D. 具有高中或者中等专业学校以上学历

32. 出口工业产品生产企业分类评定标准包括的要素有(　　)。

    A. 企业信用情况　　　　　　　　　　B. 企业质量管理体系建立情况

    C. 企业人员素质　　　　　　　　　　D. 原教材供应方管理能力

33. 报检出口玩具应提供(　　)。

    A. 出口玩具注册登记证书　　　　　　B. 货物符合国外客户要求的声明

    C. 实验室出具的检测报告　　　　　　D. 检验检疫机构规定的其他材料

34. 某公司进口一批动物源性饲料添加剂,报检时须提供的单据包括(　　)。

    A. 进境动植物检疫许可证

    B. 输出国这或地区官方检疫证书

    C. 进口饲料和饲料添加剂产品登记证

    D. 标签审核证书

35. 以下商品编码对应的进口货物,需申请《入境货物通关单》的有(　　)。

    A. 1601002090　　　　　　　　　　B. 2009391000

    C. 2825800000　　　　　　　　　　D. 5103209090

36. 报检进口化妆品时应提供的标签相关资料包括(　　)。

    A. 中文标签样张　　　　　　　　　　B. 外文原标签及翻译件

    C. 化妆品功效原理说明　　　　　　　D. 化妆品成分配比

37. 以下属于信用证主要内容的有(　　)。

    A. 单据条款　　　　B. 交单期限　　　　C. 运输条款　　　　D. 检验条款

38. 商品编码 4407101011 对应的货物须实施(　　)。

    A. 进口商品检验　　　　　　　　　　B. 出口商品检验

    C. 进境动植物、动植物产品检疫　　　D. 出境动植物、动植物产品检疫

39. 装载大米的出境集装箱,应实施(　　)。

    A. 卫生检疫　　　　B. 动植物检疫　　　　C. 适载检验　　　　D. 监督装载

40. 以下货物对应的商品编码品目号是 0407 的有(　　)。

    A. 鲜鸡蛋　　　　B. 鲜鸭蛋　　　　C. 皮蛋　　　　D. 蛋黄

41. 以下入境货物包装物,须进行除害处理并加施 IPPC 标识的有(　　)。

    A. 垫木　　　　　　　　　　　　　　B. 有木条加固的纤维板箱

    C. 胶合板箱　　　　　　　　　　　　D. 厚度为 5 毫米的木质垫板

42. 以下所列,须办理特殊物品检疫审批手续的有(　　)。

A. 土壤　　　　　B. 人体组织　　　　C. 转基因产品　　　D. 生物制品

43. 关于商品编码 6107110000 和 6107120000,以下表述正确的有(　　)。
    A. 均属于 H.S. 的第十一类
    B. 均属于 H.S. 的第 61 章
    C. 两者的品目号相同
    D. 两者的子目号不同

44. 以下所列,实施注册登记管理的有(　　)。
    A. 出口危险品生产企业
    B. 出境种苗花卉生产经营企业
    C. 出境竹木制品生产企业
    D. 供港澳蔬菜种植基地

45. 以下所列,无需办理进口旧机电产品备案手续的有(　　)。
    A. 出口退货的旧机电产品
    B. 出口维修复进口的旧机电产品
    C. 新旧部件混装的进口机电产品
    D. 进口大型二手成套设备

46. 出口水产品生产企业所用的原料可以来自于(　　)。
    A. 经检验检疫机构备案的养殖场
    B. 经渔业行政主管部门备案的养殖场
    C. 经渔业行政主管部门批准的捕捞渔船
    D. 经渔业行政主管部门批准的捕捞水域

47. 进口汽车在口岸检验检疫机构报检时应提供的单据有(　　)。
    A. 列明车架号的装箱单
    B. 强制性产品认证证书
    C. 非 CECs 为制冷工质的汽车空调器压缩机的证明
    D. 进口机动车辆随车检验单

48. 报检进口废纸(检验检疫类别为 M.P/Q),应提交的材料有(　　)。
    A. 国外供货商注册登记证书
    B. 国内收货人注册登记证书
    C. 装运前检验证书
    D. 进境动植物检疫许可证

49. 以下商品编码对应的出口货物,实施出口商品检验的有(　　)。
    A. 2836200000
    B. 6112390090
    C. 6112390010
    D. 5105310000

50. 关于检验检疫证单遗失后申请重发的表述正确的有(　　)。
    A. 须登报声明作废
    B. 须提供经法人代表签字并加盖公章的书面说明
    C. 重发证单签证日期为原证单的签发日期
    D. 对超过检验检疫有效期的,检验检疫机构不予重发

三、判断题

请对下述各题做出判断,在答题卡上将该题相对应答案的选项框涂满,答题卡上的"√"表示正确,"×"表示不正确。(答对 1 题得 0.5 分,答错 1 题扣 0.5 分,不答不得分也不扣分)

51. 报检单的"报检人郑重声明"一栏须有报检员手签。　　　　　　　　　(　　)

52. 进口肉类和水产品均应在取得《入境货物检验检疫证明》后,方可生产、加工、销售和使用。 （　　）

53. H. S. 的类注释、章注释和子目注释是 H. S. 不可分制的部分,其法律效力仅次于品目条纹。 （　　）

54. 进口棉花须在第一到货口岸实施现场开包检验。 （　　）

55. 商品编码为 9503006000 的进口货物,报检时应提供《进境动植物检疫许可证》。 （　　）

56. 取得报检员资格的人员可以兼任具有相同法人代表的两个企业的报检员。 （　　）

57. 出口危险货物包装容器的生产企业,应申请包装容器使用鉴定。 （　　）

58. H. S. 分类原则是按照商品的来源,结合加工程度和用途以工业部门划分。 （　　）

59. 经检验合格的出口烟花爆竹,均应在运输包装明显的部位加贴验讫标志。 （　　）

60. 货物总值不足 2 000 元的,面授品质检验费。 （　　）

61. 进口货物取得《入境货物通关单》后,方可销售或使用。 （　　）

62. 代理报检业务档案保存期限为 4 年。 （　　）

63. 自理报检单位的报检员可以在注册地以外办理本单位的报检业务。 （　　）

64. 首次出口的小家电生产企业,检验检疫机构按照三类企业管理。 （　　）

65. 《进出口电池产品备案书》的有效期为 1 年。 （　　）

66. 商品编码为 0710300000 的进口货物,应实施出境动植物、动植物产品检疫和出口食品卫生监督检验。 （　　）

67. 《法检目录》的基本结构由"商品编码"、"商品名称及备注"、"计量单位"、"海关监管条件"和"检验检疫类别"五项组成。 （　　）

68. 进口活动物的收货人应凭《进境动植物检疫许可证》申请临时隔离检疫场备案。 （　　）

69. 《出境货物报检单》的"生产单位注册号"一栏应填写发货人的备案登记号。 （　　）

70. 核桃仁罐头的检验检疫类别是 A/B。 （　　）

71. 进口已超过质量保证期的柴油发动机(H. S. 编码 8408909390,检验检疫类别为/N),应办理报检手续。 （　　）

72. 出口埃及的冷藏洋葱,应申请装运前检验证书。 （　　）

73. 入境人员每人仅限携带两只伴侣动物进境。 （　　）

74. 《进境动植物检疫许可证》须一次使用完毕,不能分批核销。 （　　）

75. 检验检疫机构对进出口肉类产品生产加工企业实施信用管理及分类管理。 （　　）

76. 进口原木不带树皮的,国外官方出具的植物检疫许可证书中应作出声明。 （　　）

77. 报检人通过电子报检软件发送报检信息后,应自行打印报检单。 （　　）

78. 出口水产品的检验检疫有效期为 21 天。 （　　）

79. "中国强制认证"的英文为"China Commpdity Certificate"。 （　　）

80. 进口预包装食品的标签、说明书应当载明食品的原产地以及境外生产商的名称、地址、联系方式。 （　　）

四、基础英语单项选择题

请从各题给出的答案选项中选出可以填入空白处最合适的答案，在答题卡上将该题相对应答案的字母标号框涂满。（每题1分，共10分）

81. The products described above have been subjected to (　　) treatment of at least 80℃ for 30 minutes.

    A. freeze　　　　B. cold　　　　C. heat　　　　D. wash

82. We have pleasure in advising that a (　　) was established in your favour through Bank of China.

    A. confirmed credit　　　　　　　B. contract

    C. way bill　　　　　　　　　　D. packing list

83. Country of origin means county (　　).

    A. that sells the goods　　　　　B. where the goods are snipped

    C. that buys the goods　　　　　D. where the goods are produced

84. The goods are being prepared for immediate delivery and will be ready for (　　).

    A. packed　　　B. shipment　　　C. accept　　　D. agreement

85. Which of the following city is located in Europe? (　　)

    A. Bangkok　　B. Chicago　　　C. New York　　D. Oslo

86. We need the clean shipped bills of (　　) in complete set issued to order and blank endorsed marked "freight paid".

    A. loading　　B. lading　　　C. inspecting　　　D. packing

87. The goods comply (　　) the specifications of the sales confirmation.

    A. of　　　　B. with　　　　C. off　　　　D. to

88. Thanks for your order of December 7. Unfortunately the ordered goods are now (　　) stock and will not be available before the end of the year.

    A. in　　　　B. on　　　　C. off　　　　D. out of

89. Please inform us the prices of pants on the term of (　　).

    A. CIQ　　　B. L/C　　　C. T/T　　　D. FOB

90. Commodity inspection may serve as the basic evidence for (　　) trade disputes.

    A. testing　　B. inspecting　　　C. resolving　　　D. making

五、综合类实务选择题

下列三个案例各有5个问题，每个问题的答案选项中。有一个或者一个以上是最合适的答案，请将其选出，并在答题卡上将该题相对应答案的字母标号框涂满。（每题2分，共30分，不选、错选、少选、多选均不得分）

（一）北京K制造公司委托上海X机械设备进出口公司与美国M贸易公司签订贸易合同，从中国香港进口一台美国产数控机床（检验检疫类别为M/N）。货物从天津口岸入境。X公司委托天津Y代理报检公司办理报检手续。

91. 以下表述正确的有（　　）。

　　A．X公司应在天津办理自理报检单位备案

　　B．X公司应在上海办理自理报检单位备案

　　C．Y公司应在天津办理代理报检企业注册登记，在上海办理异地备案

　　D．M公司应向国家质检总局办理注册登记

92. 以下表述正确的有（　　）。

　　A．应在天津申请签发《入境货物检验检疫证明》

　　B．应在北京申请签发《入境货物检验检疫证明》

　　C．领取《入境货物检验检疫证明》后，不能再申请其他检验检疫单

　　D．领取入境货物通关单后，K公司即可安装使用该设备

93. 以下表述正确的有（　　）。

　　A．该货物应在天津申请《入境货物通关单》

　　B．该批货物应在北京申请检验

　　C．该批货物应在美国实施装运前检验

　　D．该批货物应在中国香港实施装运前检验

94. 关于《入境货物报检单》的填制，正确的有（　　）。

　　A．收货人填写K公司　　　　　B．收货人填写Y公司

　　C．发货人填写X公司　　　　　D．报检单位填写Y公司

95. 关于《入境货物报检单》的填制，正确的有（　　）。

　　A．原产国（地区）填写美国　　B．启运国家（地区）填写香港

　　C．贸易国别（地区）填写美国　　D．目的地填写天津

　　（二）湖南长沙一罗非鱼养殖场A于2010年9月20日取得出口水产品养殖场备案证明。江西南昌水产品加工厂B使用A养殖场供应的活罗非鱼（商品编码0301999100，检验检疫类别P.R/Q.S）加工熏鱼片，由江苏南京贸易公司C组货出口日本公司D加工为熏鱼片罐头。A养殖场2010年9月30日向B厂供应第一批活罗非鱼，加工后冷藏于集装箱中。经连云港口岸出口日本。2011年11月21日A养殖场向B厂供应第二批活罗非鱼加工成熏鱼片。根据合同规定第二批货物应于2011年11月22日前经连云港口岸出口日本。

96. 以下表述正确的有（　　）。

　　A．A养殖场应申请自理报检单位备案

　　B．B厂应申请出口水产品生产企业备案

　　C．C公司应申请出口水产品出口商备案

　　D．D公司应申请境外水产品生产企业注册登记

97. 以下表述错误的有（　　）。

　　A．活罗非鱼应实施出口商品检验

　　B．出口的熏鱼片应实施出境动植物、动植物产品检疫和出口食品卫生监督检疫食品卫生监督检验

C. 经检验检疫合格的熏鱼片,口岸检验检疫机构不再查验

D. 装在熏鱼片的冷藏集装箱应在连云港口岸实施适载检验

98. 对于活罗非鱼和熏鱼片,以下表述正确的有(　　)。

A. 两者在 H. S. 中属于第一类　　　　B. 两者在 H. S. 中均属于第三章

C. 两者具有相同的检验检疫类别　　　　D. 活罗非鱼的品目号为 038199

99. 以下表述错误的有(　　)。

A. 出口水产品养殖场备案证明的有效期为 3 年

B. 来自不同养殖场的同类产品可作为同一批次得原料进行生产加工

C. A 养殖场每次供应活鱼均须出具供货证明

D. B 厂的进货查验记录保存期限不得少于两年

100. C公司于 2011 年 11 月 18 日办理第二批货物出口报检手续。以下表述正确的是(　　)。

A. 该批货物应在长沙报检

B. 报检日期不符合有关规定

C. 报检时间应提供贸易合同、B 厂的出厂合格证明、出货清单等有关单据

D. 如 A 养殖场在两批供货期间未向其他工厂供货,其备案资格将被取消

　　(三) 杭州 A 厂以进料加工方式从韩国的 B 公司采购了一批 DVD(检验检疫类别 LM/N),共 510 台,51 000 美元,货物从宁波口岸报关进口。A 厂使用该批货物生产了 500 台 DVD 的液晶电视机(检验检疫类别 LM/N),货值 150 000 美元,在工厂装 1 个 40 尺集装箱后,从上海口岸报关出口埃及。

101. A 厂应根据有关规定事先办理(　　)。

A. 自理报检单位备案登记　　　　B. 出口小家电生产企业登记

C. 出口商品质量许可　　　　　　D. 进出口商品免验

102. 关于该批 DVD,以下表述正确的有(　　)。

A. 无需办理强制性产品认证　　　　B. 可免于办理强制性产品认证

C. 应实施监督装载　　　　　　　　D. 应实施进口商品检验

103. 以下表述正确的有(　　)。

A. 该批 DVD 应在宁波申请入境一般报检

B. 该批 DVD 应在杭州申请检验

C. 该批液晶电视机应在杭州申请出境预检

D. 该批液晶电视机应在上海申请检验

104. 以下单据,在报检液晶电视机是必须提供的有(　　)。

A. 合同　　　　　　　　　　　　　B. 装箱单

C. 强制性产品认证证书　　　　　　D. 型式试验确认书

105. A 厂在杭州报检液晶电视机时,应申请出具(　　)。

A. 换证凭单或电子转单　　　　　　B. 通关单

C. 装运前检验证书　　　　　　　　D. 品质证书

六、综合实务判断题

下列两个案例各有 10 个问题,请根据给出的单据对各题做出判断,在答题卡上将该题相对应答案的选项框涂满,答题卡上的"√"表示正确,"×"表示不正确。(答对 1 题得 1 分,答错 1 题扣 1 分,不答不得分也不扣分)

(一)某公司进口一批冻猪肉(检验检疫类别 P. R/Q. S),货物在中国香港转船。请根据所提供的单据完成相关判断题。

BILL OF LOADING

CONSIGNOR ABC TRADING CO. , LTD. LONG BEACH USA		OUR BOOING NO. : ABC 123456	B/L NO. : Q123456
CONSIGNOR DDE SHIPPING CO. , LTD. 233 QUEEN AVENUE, HONGKONG CHINA		REMRKS	
NOTIFT PARTY: AS CONSIGNEE			
FORTOF LOADING SAN FRANCISCO	VESSEL NEW START	VOYAGE NO. : 407E	FLAG CANADA
PORT OF DISCHARGE: HONGKONG		PLACE OF DELIVERY SHANGHAI, CHINA	

MARK	No. OF PKGS	DESCRIPTION OF GOODS	GIOSS WEIGHT	MEASUREMENT
N/M	100 CARTONS		26 000 KGS	30. 600 CBM

FROZEN PORE H. S. 020321

25 KGS NET PER CARTON−18℃

CONTRACT NO. RE010203

1×40′ CONTAINER ONLY

COSU2376567/981263

FREIGHT PAID	NO. OF ORIGINAL(3)

FALACE AND DATE OF ISSUE:SAN FRANCISCO OCT. 10,2011

MASTER FORWARD(CHINA)CO. , LTD.

LADEN ON BOARD:OCT. 10,2011

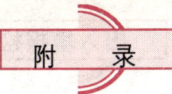

BILL OF LOADING

CONSIGNOR DDE SHIPPING CO. LTD 233QUEEN AVENUE, HONGKONG, CHINA		OUR BOOING NO. : 6	B/L NO. : YLDO3898980
CONSIGNOR FFG FOODSTUFF IMP & EXP （BEIJING） CO. , LTD. 175 CHANG AN STREET, BEIJING CHINA		REMRKS	
NOTIFT PARTY： HHI FOODSTUFF CO. , LTD. TEL：021-85607878　FAX：021-85607979			

FORT OF LOADING HONG KONG	VESSEL SEA EXPRESS	VOYAGE No. : 230E	FLAG CHINA
PORTOF DISCHARGE： SHANGHAI, CHINA		PLACE OF DELIVERY SHANGHAI, CHINA	

MARK	No. OF PKGS	DESCRIPTION OF GOODS	GROSS WEIGHT	MEASUREMENT
N/M	100 CARTONS		26 000 KGS	30. 600 CBM

FROZEN PORE

25 KGS NET PER CARTON

$-18℃$

$1×40'$ CONTAINER ONLY

COSU2376567/356338

FREIGHT PAID	NO. OF ORIGINAL(3)

PLACE AND DATE OF ISSUE：HONGKONG NOV. 15,2011

　　　　　　　　　　　　　　　　MASTER FORWARD(CHINA)CO. , LTD.

LADEN ON BOARD：NOV. 15, 2011

106.《入境货物报检单》的"启运国家"一栏应填写为"美国"。

107. 报检时,无需提交第一份单据。

108.《入境货物报检单》的"集装箱规格.数量及号码"一栏应填写"1×40′冷藏集装箱COSU2376567"。

109.《入境货物报检单》的"H. S. 编码"一栏应填写"020321"。

110. 报检时,应提交国家质检总局认可的公司出具的预检证书。

111. 从单据有关内容来看,该批货物的总值不是FOB价。

112. 该批货物须在2011年10月10日至2011年11月15日质检办妥检验检疫审批手续。

113. 办理检验检疫审批申请时,入境口岸应填写为"香港"。

114. 检疫审批的申请人应为"ABC TRADING CO. , LTD. "。

115.《入境货物报检单》的发货人一栏应填写为"DDE SHIPPING CO. ,LTD. "。

(二)上海新星有限责任公司(自理报检单位备案号3100600759)与日本 HAMOJIKA公司签订外贸合同出口冷冻蔬菜,合同号 LV201102FM,信用证结汇,货物生产商为四川绿田蔬菜公司(自理报检单位备案号5100600335)。请根据所提供的材料判断填制《出境货物报检单》有关内容的正误(见报检单上标注的题号)

FORM OF DOCUMENTAPY CREDIT:
IRREVOCABLE
DOCUMENTARY CREDITNUMBER
CJ20110326
DATE OF ISSUE
20110120
DATE AND PLACE OF EXPIRY
20110501CHINA
APPLICANT:
HAMOJIKA CO. ,LTD.
NO. 1KOMEIROAD, TOKYO, JAPAN
BENEFICIARY.
SHANGHAI NEW STAR CO. ,LTD.
NO. 3
CHANGNING ROAD SHANGHAI, CHINA

CURRENCY CODE, AMOUNT
CURRENCY:USD(US DOLLOR)
AMOUNT:$98. 000
AVAH ABLE WTTH. BY
ANY BANK IN CHINA ON SIGHT BASIS BY NEGOTIATION
PARTIAI SHIPMENT:
ALLOWED

TRANSSHIPMENT:
PROHIBTTED
PORTOFLOADING
ANY MAN PORT OF CHINA

PORT OF DISCHARGE
ANY MAIN PORT OF JAPAN

LATEST DATE OF SHIPMENT
20110218
DESCRIPTION OF GOODS AND/OP SERVICES:
FROZEN POTATO 1 000 PACKAGES/10 000 KGS
USD 9. 8 PER KG
PACKING IN CARTON INNER PLASTIC BAG
ACCORDING TO SAEES CONTRACT NO. LV201102FM
TRADE TERMS CAND F OSAKA

DOCUMENTS REQUIRED
1. SIGNED COMMERCIAL INVOICE IN ONE ORIGINAL AND TOW COPIES
2. PACKING LIST IN ONE ORIGINAL SHOWING WEIGHT AND ME ASUREMENT PER PACKAGE
3. ORIGINAL CLEAN ON BOARD OCEAN BILLS OF LOADING MADE OUT TO ORDER OF HAMOOJIKA CO. ,LTD. MARKED "FREIGHT COLLLECT"
4. INSPECTION CERTIFICATE ISSUED AND SIGNED BY HEAD OF SHANGHAIREPRESENTATIVE OFFICE OF HAMOJIKA CO. LYD.
5. QUALITY CERTIFICATE AND PHYTOSANITARY CERTIFICATE ISSUED BY CIQ（THE CONSIGNEE MUST BE HAMOJIKA CO. LTD.）

ADDITIONAL CONDITIONS:
+INSURANCE TO BE COVERED BY ULTIMATE BUYER
+BILLS OF LADING MUST NOT SHOW THISL/C NO.

中华人民共和国出入境检验检疫

出境货物报检单

(116)报检(加盖公章):四川绿田蔬菜有限公司　　　　　　*编　号_____

报检单位登记号:5100600333　　联系人:宋新平　电话:35797563　　报检时间:2011 年 2 月 14 日

(117)	(中文)四川绿田蔬菜有限公司
	(外文)LV. Tian Vegetable Corp SiChuan China
收货人	(中文)日本禾木佳公司
	(外文)HAMOJIKA CO.，LTD.

(118)货物名称 (中/外文)	(119)H. S. 编码	产地	(120)数/重量	货物总值	包装种类及数量
冷冻马铃薯 FEOZEN POTATO	0710100000	四川	1 000 件	USD 98 000	1 000 纸箱

运输工具名称号码	船舶	贸易方式	一般贸易	货物存放地点	工厂仓库
合同号	LV201102FM	信用证号	C120110326	用途	食用

发货日期	2011.02	输往国家(地区)	日本	许可证/审批号	510070032
启运地	上海	到达口岸	日本大阪	生产单位注册号	5100600335

集装箱规格、数量及号码		***

合同、信用证订立的检验 检疫条款或特殊要求	标记及号码	随附单据(划"√"或补填)	
***	NewStar/HAMOJIKA	☑ 合同 ☑ 信用证 ☑ 发票 ☑ 换证凭证 ☐ 装箱单 ☐ 厂检单	☑ 包装性能结果 ☐ 许可/审批文件 ☐ ☐ ☐ ☐

需要单证名称(划"√"或补填)		*检验检疫费
☐ 品质证书　__正__副 ☐ 质量证书　__正__副 ☐ 数量证书　__正__副 ☐ 兽医卫生证书　__正__副 ☐ 健康证书　__正__副 ☐ 卫生证书　__正__副 ☐ 动物卫生证书　__正__副	☑ 植物检验证书　__正__副 ☐ 熏蒸消毒证书　__正__副 ☐ 出境货物换证凭单　__正__副 ☐ 出境货物通关单　__正__副	总金额 (人民币元) 计费人 收费人

报检人郑重声明 　1. 本人被授权报检。 　2. 上列填写内容正确属实,货物无伪造或冒用他人的厂名、标志、认证标志,并承担货物质量责任。 　　　　　　　　　签名:_____	领取证单	
	日期	
	签名	

194

参 考 文 献

［1］童宏祥.报检实务［M］.2 版.上海：上海财经大学出版社,2010.

［2］田南生,李贺.报检实务［M］.大连：东北财经大学出版社有限责任公司,2010.

［3］王桂英,赵阔.出入境报检操作实务［M］.北京：中国海关出版社,2011.

［4］孔德民.报检实务——求解迫在眉睫的报检实务难题［M］.北京：中国海关出版社,2010.

［5］国家质检总局报检员资格考试委员会.报检员资格全国统一考试教材(2013 版)［M］.北京：中国标准出版社,2013.

［6］鲁丹萍,沈宣铭.报检实务［M］.2 版.北京：清华大学出版社,2012:99.

［7］徐龙涛.关于《报检实务》课程教学探讨［J］.职业技术,2009(7):23-24.

［8］周晓娟.基于工作过程的高职报关实务教学改革的探索与实践［J］.时代经贸,2010,(35):308-309.

［9］杨凤敏.基于工作过程导向的管理学基础课程设计［J］.教育前沿(理论版),2008,(10):121-122.

［10］洪雷.出入境检验检疫报检实用教程［M］.上海：上海人民出版社,2009:107.

［11］杜科星.高职报检实务课程教学困境及对策浅析［J］.辽宁高职学报,2010(11):52-53.

［12］张雪,夏远利.《报检实务》课程趣味性教学方法探析［J］.常州信息职业技术学院学报,2010(4):56-58.

［13］徐龙涛.关于《报检实务》课程教学的探讨［J］.职业技术,2009(7):11-12.

［14］郭丽霞.基于工作过程《报关实务》课程教学改革［J］.佳木斯教育学院学报,2011:166-169.

［15］杨凤敏.基于工作过程导向的管理学基础课程设计［J］.教育前沿(理论版),2008,(10):121-122.